Ute Auhagen-Stephanos
Der Mutter-Embryo-Dialog

Therapie & Beratung

Ute Auhagen-Stephanos

Der Mutter-Embryo-Dialog

Fruchtbarkeit und Unfruchtbarkeit im Spiegel der Psychotherapie

Psychosozial-Verlag

Bibliografische Information der Deutschen Nationalbibliothek
Die Deutsche Nationalbibliothek verzeichnet diese Publikation in der Deutschen Nationalbibliografie; detaillierte bibliografische Daten sind im Internet über http://dnb.d-nb.de abrufbar.

Originalausgabe

Walltorstr. 10, D-35390 Gießen
Fon: 06 41 - 96 99 78 - 18; Fax: 06 41 - 96 99 78 - 19
E-Mail: info@psychosozial-verlag.de
www.psychosozial-verlag.de

Umschlagabbildung: Gustav Klimt: »Die Hoffnung II« (1907)
Umschlaggestaltung und Innenlayout nach Entwürfen von Hanspeter Ludwig, Wetzlar
Satz: metiTEC-Software, me-ti GmbH, Berlin
ISBN 978-3-8379-2678-1

Inhalt

Man denkt an mich, also bin ich

Peter Sloterdijk

Vorwort

When I was just a little girl
I asked my mother, What will I be?
Will I be pretty? Will I be rich?
Here's what she said to me:
Que sera, sera
Whatever will be, will be
The future's not ours to see
Que sera, sera
What will be, will be.

Die Filmschauspielerin Doris Day hat diesen Song berühmt gemacht. Dieses Lied hat meine Jugend begleitet. Was sein wird, wird sein – das ist aber auch für die Frage der Nachkommenschaft ein besonders bedeutender und schwieriger Gedanke.

In der Grundschulzeit fragten wir Mädchen uns, ob wir Kinder haben würden und was für welche. Wir benutzten ein Pendel oder Falten an der Hand gaben Auskunft darüber, wie viele Kinder wir bekommen würden, und das zusammengepresste Kinn verriet uns, ob es Jungen oder Mädchen sein würden. Heute fragen die Mädchen wahrscheinlich anders. Gleich geblieben ist jedoch ihre frühe Beschäftigung mit ihrer zukünftigen geheimnisvollen Aufgabe, die nächste Generation in die Welt zu setzen.

Um im praktischen Feld der Begleitung von Schwangerschaft, Geburt und ihren Folgewirkungen therapeutisch und präventiv handlungsfähig zu sein, muss die pränatale Psychologie theoretische und praktische Kompetenz für alle Dimensionen vorgeburtlicher, geburtlicher und nachgeburtlicher Situationen entwickeln (Evertz et al., 2014, S. 12). Wir müssen dabei mehrere methodische Ebenen betrachten und in ihrer jeweiligen Bedeutung ausbalancieren. Die genannten Autoren unterscheiden fünf methodische Ebenen: die quantitative Ebene, die qualitative Ebene, die empathische Ebene, die Ebene des Erfahrungswissens der Berufsgruppen (Hebammen, Geburtshelfer und Psychotherapeuten) sowie die Ebene des kulturpsychologischen Vergleichs. In meiner Arbeit habe ich versucht, das mir zugängliche Wissen aus allen Bereichen mit ihren ganz unterschiedlichen Aspekten zu diesem Thema auf der Grundlage meiner praxisrelevanten Beobachtungen zu bedenken.

Wie Sven Hildebrand (2015) in seinem Konzept der balancierten Elternschaft betont, sind »Schwangerschaft, Geburt und Stillzeit archaische Naturphänomene, die als komplexe biologische Vorgänge einer Selbstregulation unterliegen und somit eigentlich ›von selbst‹ ablaufen« (S. 248). Doch problematische Erfahrungen können die biologischen Prozesse stören oder gar blockieren, weil sie tiefe Spuren in Körper und Seele hinterlassen. Denkbare Störfaktoren sind traumatische Erlebnisse, schwere Verluste, tief gehende Kränkungen, Verbitterungsstörungen und Überforderung. Erkennen wir in einer umfassenden Anamneseerhebung solche biografischen Faktoren, müssen gezielte therapeutische Maßnahmen ergriffen werden. Hierfür eignet sich unter anderem das therapeutische Konzept des Mutter-Embryo-Dialogs, das die Beziehung zum intrauterinen Kind möglichst früh, liebevoll und authentisch, insbesondere aber unter Abgrenzung von der eigenen Mutter zu gestalten versucht.

Auch innerhalb von Psychotherapie und Psychoanalyse betreten wir neuen Boden, wenn wir uns mit pränataler Psychologie befassen. Es geht bei der Erzeugung der nächsten Generation um eine existenzielle Ebene von Leben und Tod, die sich von der Problematik der Alltagsnöte in anderen Therapien deutlich unterscheidet: In ihnen geht es um die psychische Entfaltung auf einem höheren Niveau, während man schon sichere innere Bilder von Wahrnehmung in organisierten Strukturen sowie eine adäquate Sprachentwicklung besitzt. Kommunizieren wir jedoch jenseits dieser Erfahrungen unter Einbeziehung der pränatalen Ebene bei der Bereitschaft, neues Leben zu erschaffen und in Identifikation mit dem fötalen Sein, wird in den Patientinnen eine andere seelische Kraft, bisweilen eine existenzielle Not, in Gang gesetzt. Die therapeutische Beziehung ist hierbei genuin analytisch; sie taucht mithilfe des Bewusstseins unseres psychoanalytischen Wissens und des Konzepts der Gegenübertragung in diese unbewussten, gespeicherten Körpererinnerungen oder Fantasien der Betroffenen ein. Die Behandlung der Unfruchtbarkeit lässt sich, ebenso wie die Traumafolgetherapie, als modifiziert analytische Therapie einordnen.

Meine Arbeit mit werden wollenden Müttern und in der pränatalen Umwelt ist präventiv, zukunftsorientiert. Sie zielt darauf ab, den Frauen, die Mutter werden wollen, zu helfen, in Kontakt mit eigenen sehr frühen Körpersensationen und Gefühlen zu kommen und auch dem Embryo, der in ihnen wachsen wird, eine fördernde Umwelt zu gewähren. Gesehen, wahrgenommen werden ist ein zentrales menschliches Bedürfnis, auch des Ungeborenen. Deswegen habe ich als Motto dieses Buchs den von Sloterdijk veränderten Ausspruch von Descartes »Ich denke, also bin ich« in »Man denkt an mich, also bin ich« gewählt, weil der Mensch, um zu sein, sich im Gegenüber verorten muss. Im pränatalen

Feld sind in jedem Moment die volle Präsenz der Analytikerin oder des Analytikers und der durch diese Präsenz hergestellte wertfreie therapeutische Raum wichtig. Die Analytikerin oder der Analytiker ist durch ihre intuitive Wahrnehmung dazu aufgerufen und bereit, die psychischen Zustände der Patientin mit dem eigenen Körper zu fühlen, auszuhalten und verstehend zu vermitteln. Der körperlich-seelische Raum ist das Zentrum der pränatalen Arbeit. Hier ist die Intuition unsere wichtigste Hilfe; sie kann durch die Erfahrung mit Patienten angeeignet werden.

Der Psychoanalytiker Jörg Scharff kommentierte meinen Arbeitsansatz in einem Brief folgendermaßen:

> »Sie verknüpfen gemeinsam mit Ihren Patienten Worte mit sinnlicher Erfahrung, zunächst über Bilder und innere Fantasien, dann aber über Berührungserlebnisse, die – in diesem ganz spezifischen Kontext – wahrscheinlich so etwas wie die Erfahrung einer mütterlichen Hülle, die etwas in sich aufnehmen kann, (re-)konstituieren. So sehr, wie es auch um Analyse und Beschreibung geht, geht es doch genau so auch um Einwirkung und aktive Hilfe. Dabei setzen Sie auf die Wirksamkeit innerer Bilder und Metaphern, aber auch in einer tragenden und zuversichtlichen stimmlichen Umgebung« (Scharff, 2014).

Er schrieb weiter:

> »Mich interessieren natürlich besonders mögliche Querverbindungen zu unserer ›normalen‹ analytischen Tätigkeit, also den Momenten, wo wir von einer deutenden Haltung übergehen in eine ›prokreative‹ Neuformulierung, dass die Dinge des Lebens sich auch anders anfühlen könnten und dann auch anders gehandhabt werden können. Ich spürte an manchen Stellen einen gewissen Widerstand, mich den positiven Wegbeschreibungen zu überlassen, als gebe es etwas, was sich in der Spannung der Konflikte mehr zu hause fühlt als in der Geborgenheit einer positiv tragenden Natur. Ich erkenne aber auch an Ihrer Fallbeschreibung, welchen starken Belastungen Sie als Analytikerin ausgesetzt sind« (ebd.).

Trotz der heute für Frauen und Männer bestehenden Möglichkeiten, auf das Geschehen der Fortpflanzung wählend Einfluss zu nehmen, ist Selbsterhaltung durch Fortpflanzung ein in der Erbsubstanz aller Lebewesen verankerter Imperativ geblieben. Ob diese genetische Forderung jedoch zu einem Begehren der Psyche eines Individuums wird, hängt von den jeweiligen biografischen, sozialen und kulturellen Bedingungen ab, insbesondere auch von der Forderung des mütterlichen Ich-Ideals. Wird jedoch für ein unfruchtbares Paar die Biologie zum Schicksal und bleibt es ungewollt kinderlos, so kann eine tiefe Not entstehen.

Meine mehr als 30-jährige psychotherapeutische Erfahrung mit ungewollt kinderlosen Frauen hat mir vielfältige Einblicke in die Psychogenese sogenannter weiblicher Sterilität vermittelt. Wie ich erfahren habe, sind Fruchtbarkeit und Unfruchtbarkeit keineswegs rein biologische Geschehen und letztere ist oftmals nur während eines zeitlich begrenzten belastenden Seelenzustands vorhanden. Beide Phänomene sind oft durch Seelenzustände bedingt, die mit der Entwicklungsgeschichte der eigenen Kindheit zusammenhängen und nicht selten bereits vor der eigenen Geburt im Mutterleib, ja sogar noch durch Einflüsse aus der Zeit vor der Zeugung geprägt werden.

Wie diese Zusammenhänge – speziell auch im schwierigen Umfeld der Reproduktionsmedizin – zu sehen und zu bewerten sind, werde ich in den folgenden Kapiteln meines Buches darstellen. Ich möchte mit diesen Ausführungen eine Anregung für den psychotherapeutischen Umgang mit Menschen geben, die sich wegen Fruchtbarkeitsstörungen an den Therapeuten wenden.

Eine ins Einzelne gehende und anhand von Beispielen aus meiner Praxis anschaulich gemachte Darstellung des für die Therapie dieses Personenkreises von mir entwickelten Mutter-Embryo-Dialogs und seiner Anwendung schließt die Ausführungen ab und soll den Weg zeigen, der mir geholfen hat, über das Erkennen der Symptomatik hinaus die Chance meiner Patientinnen, schwanger zu werden und zu bleiben, zu verbessern und am Ende der Schwangerschaftszeit ein Kind zu gebären, das aufgrund einer schon festen pränatalen Mutter-Embryo-Beziehung sichere Entwicklungsmöglichkeiten auf seinem Weg in die Welt hat.

1 Menschliche Fruchtbarkeit – Fortpflanzung und deren Versagen

Der Imperativ gegen die Vergänglichkeit

In der *Encyklopædia Universalis* steht über die Fortpflanzung Folgendes:

> »Die Fortpflanzung ist mehr als ein Besitz des Lebens: sich fortzupflanzen ist für die Lebenden eine Notwendigkeit. Jedes Individuum ist der Vergänglichkeit geweiht, der Vernichtung und dem Tod, aber solange es Leben gibt, sichert allein die Fortpflanzung seinen Fortbestand. Darüber hinaus hat nur sie die Macht von Ausbreitung und Durchdringung. In der Tat stellt die Fortpflanzungsfunktion einen essentiellen physiologischen Teil jedes Lebewesens dar, der in die Ganzheit der anderen wichtigen Lebensfunktionen des Organismus eingebunden und von ihnen untrennbar ist. So ist es auch nicht möglich, das Verhalten eines Lebewesens zu studieren, ohne sich über dessen Fortpflanzung Gedanken zu machen. Denn diese Funktion bedingt jeden biologischen Reglerkreis des Individuums, und dies in allen Bereichen, und zwar so weit, dass man unter der ›Biologie‹ einer Gattung oft deren Fortpflanzungsweise versteht« (Übers. d. A.).

Die Fruchtbarkeit beschäftigt uns nicht nur während der Zeit unserer Fortpflanzungsfähigkeit – nach Erikson der siebten Phase des Menschen: zeugende Fähigkeit gegen Stagnation –, sondern während der gesamten Zeit unseres Erdendaseins. Die Beschäftigung mit ihr beginnt schon beim kleinen Mädchen, das eine Puppenmutter spielt. Durch die Mutterrolle entwickelt das Mädchen mithilfe der projektiven Identifikation eine erste weibliche und mütterliche Empfindungsfähigkeit. Ein imaginiertes Baby weist auch schon auf die Triangulierung hin, da der Vater implizit oder explizit als Mitspieler anwesend ist. Wie Catherine O. Moser

(2016) ausführt, findet bereits durch dieses Spiel die transgenerationelle Weitergabe von Weiblichkeit und Mütterlichkeit statt. In der Adoleszenz spielt die Fruchtbarkeit dann eine Hintergrundrolle bei der Partnerwahl, sie prägt das frühe Erwachsenenleben, wird in der Großelternzeit erneut wichtig und gewinnt schließlich eine große Bedeutung, wenn wir dem Tod entgegensehen und etwas Bleibendes hinterlassen wollen. Alcira Mariam Alizade schreibt in ihrem Buch *Weibliche Sinnlichkeit*:

> »Geht man von der anatomisch-physiologischen Basis aus, ist es nicht schwierig zu beobachten, in welch besonderer Weise Leben und Tod im Körper der Frau zum Ausdruck kommen. Sie erscheint als Bewahrerin des Mysterium des Lebens und des Todes, indem sie – wenn sie Kinder gebiert – Leben erzeugt und durch die Verwundbarkeit ihres blutenden Körpers (Menstruation, Geburt, Abort) auf ihre enge Verbindung mit dem Tod verweist. In ihr liegt das Rätsel – allem voran das Rätsel des Unbewussten, das sie verkörpert (Alizade, 2014, S. 26).

> »Obwohl sie [das kleine Mädchen] auf eine Welt stößt, die durch ein imaginiertes ›Nicht- haben‹ (eines Penis) geprägt ist, ist es dennoch die Frau, die in den wesentlichen Abenteuern des Körpers die Hauptrolle spielen muss: Menstruation, Schwangerschaft, Geburt, Stillen ... Orgasmen. Wie das Blut während der Menstruation, die Milch in der Stillzeit, das Kind bei der Geburt, so muss auch der Orgasmus aus ihrem Körper wie eine weitere Veränderung in ihrer rätselhaften Sinnlichkeit hervorgehen« (ebd., S. 99).

Das Leben von Frauen ist von diesen Abenteuern des weiblichen Körpers geprägt und wegen der vielen möglichen Risiken und Katastrophen im Zusammenhang mit ihrer Fruchtbarkeit deutlich dramatischer angelegt als das von Männern.

Das Kinderkriegen bedeutet für die Frau nicht nur eine Gabe, sondern gleichzeitig auch Verlust und Abschied. Zuallererst muss sie Abschied nehmen von ihrer Identität als Tochter ihrer Eltern und von ihrer Primärfamilie und die Wandlung zur Mutter in einer eigener Familie durchlaufen. Sie verliert ihre körperliche Unversehrtheit, ihre Freiheit, ihre Unabhängigkeit, ihre Selbstbestimmung, ihr geschlossenes Dasein als Individuum. Von jetzt an wird sie sich immer in Verbindung zu und in Verantwortung für das Kind wahrnehmen, das sie in ihrem Leib getragen hat und das gewissermaßen ein Teil von ihr selbst war. Hat sich das Kind in ihr eingenistet, kann sie diesem Schicksal nicht mehr entfliehen. Frausein und Muttersein unterscheiden sich strukturell voneinander, obgleich es nach der Geburt des Kindes die Aufgabe der Frau ist, beide Pole libidinös zu besetzen und zu leben.

Den Abschied von der Tochterschaft und der Primärfamilie können wir auch in der Musik nacherleben. In seinem Liederzyklus *Frauenliebe und -leben* (Op. 42 von 1840) vertont Robert Schumann den Text von Adalbert von Chamisso, der die Wandlung eines jungen Mädchens zur Frau und Mutter schildert. In dem fünften Lied »Helft mir ihr Schwestern, helft mir verscheuchen eine törichte Bangigkeit« realisiert die Braut den nahenden Verlust und die seelische Wende vom Leben als Tochter zur Frau. Mit ihren Worten »Aber Euch, Schwestern, grüß ich mit Wehmut – freudig scheidend aus Eurer Schar!« vollzieht sie den schmerzvollen Schritt. Schumann nutzt schon die doppelsinnige Bedeutung des Wortes »Wehmut«, um den Trennungsprozess musikalisch-sinnlich darzustellen. Mitten in diesem Wort wechselt er die Tonart. Die Silbe »Weh« steht im düsteren, schmerzvollen D-Moll-Akkord, der nach der Tonartenanalyse des Sprachgelehrten Hermann Beckh die Nähe zu Tod und Sterben betont. Die zweite Silbe »Mut«, nur einen Halbton höher liegend, steht in Des-Dur. Diese Tonart versteht Beckh als Vermählung von Höhen und Tiefen, Zeichen der Krise und Verwandlung zu Höherem. Vom Sterben zum Leben mitten in einem Wort! Der krisenhafte Übergang ist also schmerzlich, seine Überwindung erst nach dem Durchschreiten möglich.

Nach Catherine O. Moser (2016) besteht im Kern der Weiblichkeit eine dialektische Spannung zwischen der Identität als Frau und der Identität als Mutter. In ihrer Dissertation *Der Blaue Mond der Depression: ein psychoanalytischer Beitrag theoretischer und klinischer Konzeptualisierung der postpartalen Depression* beschreibt sie die mögliche Radikalisierung dieser realen Metamorphose, wenn ein Konflikt in der Begehrensstruktur zwischen Frau und Mutter entsteht, der dann mit der Trias von Leere, Verlust und Trauer in eine postpartale Depression mündet. Ihrer Ansicht nach ist die Depression in der Entwicklung und Subjektkonstitution jeder Frau strukturell vorhanden.

Fruchtbarkeit in der Tradition der Mythen

Selbsterhaltung durch Fortpflanzung ist für die Lebenden eine Notwendigkeit, die einzige Waffe gegen Tod und Vernichtung. Fruchtbarkeit als solche ist in ihrer Existenz ein Faktum. Um ihr Zustandekommen und ihre Verweigerung ranken sich religiöse Mythen, Riten und Symbole sowie kollektive und individuelle bewusste und unbewusste Fantasien, Überzeugungen, Vorurteile, Aberglaube, aber auch ein verborgenes Wissen von Frauen.

Kaum eine andere menschliche Unvollkommenheit ist derart von Magie und Bösem umgeben wie die Unfruchtbarkeit. Schon in der Antike betrachtete man sie als Fluch der Götter, später als Strafe Gottes, die durch Wallfahrten, Gelübde, Segnungen oder Teufelsaustreibung aufgehoben werden sollte. Im alten China, Japan und Persien wurde die kinderlose Frau verachtet, auch verstoßen.

Die Menschen, besonders die Frauen, suchten also stets und suchen auch heute noch innere Zuflucht und Unterstützung sowie geistige Identifikation für ihre Fruchtbarkeit und Fortpflanzung bei Muttergestalten – seien es die eigene Mutter oder religiös-mythische Frauenfiguren, unter deren Macht sie sich stellen. Es gibt heilige Orte, an denen die kinderlosen Frauen Maria um ein Kind anflehen. Dieselben Gedanken finden wir auch in vielen Märchen und Mythen. Aschenputtel zum Beispiel ist für die Erfüllung ihrer Liebe auf die großzügige Sorge und innere Verständigung mit ihrer toten Mutter angewiesen. Frau Holle lehrt die guten Jungfrauen die Geheimnisse von weiblicher Hingabe und Sexualität – jedoch erst, nachdem diese den Absturz in den Brunnen gewagt, sich also der Möglichkeit des Todes ausgesetzt haben. Auch andere Märchen, Bibeltexte und literarische Werke handeln vom Leid ungewollter Kinderlosigkeit. Ich denke hier zum Beispiel an die eindrucksvollen Beschreibungen in *Yerma* von Garcia Lorca und *Der weiße Dampfer* von Tschingis Aitmatow.

»Das Wort ›Mythos‹ gehört seit einiger Zeit zu den Modewörtern und Modebegriffen« (Tepe, 2001, S. 15). Ich spreche hier lediglich von den zwei ursprünglichen Bezeichnungen: »1. Die Erzählung von Göttern, Heroen u.a. Gestalten und Geschehnissen aus vorgeschichtlicher Zeit und 2. die sich darin aussprechende Weltdeutung eines frühen (mythischen) Bewusstseins« (Brockhaus-Enzyklopädie, 2006).

> »Mythen sind meist mündliche Kommentare von Kulthandlungen, d.h. Erzählungen, die ›letzte Fragen‹ des Menschen nach sich und seiner als übermächtig, geheimnisvoll und von göttlichem Wirken bestimmt empfundenen Welt artikulieren und dieses Ganze von seinen Ursprüngen her verständlich zu machen suchen (ganzheitliches Weltverständnis)« (ebd.).

Weiter finden wir in der Brockhaus-Enzyklopädie folgende Feststellungen:

> »Lange Zeit schien es offen, ob Mythos bewusste Fiktion oder Ausdruck kindlich-primitiven Denkens ist, das vom aufgeklärten Bewusstsein schließlich überwunden wird, oder ob er etwa eine der modernen wissenschaftlichen Vernunft unerreichbare, tiefere Weisheit in sich birgt; heute wird er eher als ›das stets mögliche Andere des Logos‹ gesehen, das dessen mühsam errungene Herrschaft mit subversiver Kraft zu untergraben droht oder das in einer ›entzauberten‹ Welt ein lebensnot-

> wendiges Korrektiv (zweck-)rationalen Denkens, vielleicht sogar dessen Alternative darstellt. […] Der Mensch konstruiert die Wirklichkeit mittels symbolischer Vorstellungen. (ebd.).

Wie Jamme (1991) annimmt, ist die neue Bewertung des Mythos als universales Kulturphänomen um die Wende vom 19. zum 20. Jahrhundert wohl in dem erschütterten Glauben an den Fortschritt von Wissenschaft und Technik, Zivilisation und Emanzipation des Menschen zu suchen. Es gilt also, den ganzen Menschen, auch in seiner mythischen, spirituellen und schicksalhaften Identität, wiederzufinden und wahrzunehmen. Für den Ethnologen Claude Lévi-Srauss ist der Mythos eine intellektuelle Leistung, denn Denken sei immer Denken, bei den Primitiven wie bei uns.

Nach Neumann (1989) wurde die Fruchtbarkeit in den Fruchtbarkeits- und Geburtsmythen von jeher durch weibliche Formen symbolisiert und Frauen zugeschrieben. Der Archetyp der »Großen Mutter« bezieht sich in der analytischen Psychologie

> »auf kein konkret in Raum und Zeit vorhandenes, sondern auf ein inneres, in der menschlichen Psyche wirksames Bild. Der symbolische Ausdruck […] sind die von der Menschheit in ihren Bildnereien und in ihren Mythen dargestellten Figuren und Gestalten der großen weiblichen Gottheit. Das Auftreten des Archetyps der ›Großen Mutter‹ und seine Wirksamkeit ist durch die ganze Menschheitsgeschichte zu verfolgen, denn in den Riten, Mythen und Symbolen der frühen Menschheit ist er ebenso nachzuweisen wie in den Träumen, Phantasien und schöpferischen Gestaltungen des gesunden und kranken Menschen unserer Zeit« (ebd., S. 19).

Die Struktur des Archetyps, dessen paradoxe Natur nach Neumann nicht definierbar ist, ist ein kompliziertes Gefüge der psychischen Ordnung. Er ist unbewusst, aber gesetzmäßig, das heißt nicht individuell, sowie mit einem »bio-psychischen Ergriffensein verbunden« und wird im Bewusstsein sichtbar durch ein Symbol (ebd., S. 20f.). Die Sprache des Symbols sind Urbilder, »die ursprüngliche Sprache das Unbewussten und der Menschheit« (ebd., S. 29). Den Begriff des Urarchetyps, eigentlich ein Pleonasmus, wendet Neumann in Anlehnung an C. G. Jung an »als einen Strukturbegriff im Sinne ›ewiger Präsenz‹« (ebd., S. 22).

Weiter führt Neumann über die Große Mutter aus: »Das Kernsymbol des Weiblichen ist *das Gefäß*« (ebd., S. 51). Er beschreibt die matriarchalische Lebensstufe, die »symbolische Universalformel der menschlichen Frühzeit« folgendermaßen: »Weib = Körper = Gefäß = Welt« (ebd., S. 55). Neumann unterscheidet

»den weiblichen *Elementar-* und den weiblichen *Wandlungs-Charakter*« (ebd., S. 39). Das hervorstechende Merkmal des Elementarcharakters ist das »Enthalten«, das Aufnehmenkönnen neuen Lebens. »Außerdem äußert er sich positiv im Schutzgeben, Nähren und Wärmen, negativ im Verstoßen und Entbehrenmachen« (ebd., S. 40). »Die Bezogenheit zum Geborenen wird als unauflösliche Bindung zwischen Mutter und Kind festgehalten. Diese participation mystique zwischen Mutter und Kind ist die Ursprungssituation des Enthaltens« (ebd., S. 43).

> »Der Wandlungscharakter ist schon in der Grundfunktion des Mütterlich-Weiblichen, beim Aufbau des Kindes ebenso wie beim Gebären, deutlich wirksam. Auch die Funktion des Nährens gehört zu beiden Charakteren. Beide sind zweideutig und relativ, haben also einen guten und einen bösen Aspekt, durchdringen und verbinden sich in vielfacher Weise miteinander« (ebd.).

Trotz des archaischen Elementarcharakters ist Leben von Anfang an mit Wandlung verbunden. Das Weibliche erlebt drei Wandlungsmysterien. Das erste Blut-Wandlungsmysterium ist die Menstruation, die Wandlung vom Mädchen zur Frau. Das zweite Mysterium des Blutes ist die Schwangerschaft und die nachfolgende Geburt, die die Wandlung der Frau zur Mutter beendet. Das dritte Blut-Mysterium des Weiblichen ist die »Wandlung des Blutes in die Milch, das die Grundlage für die Urmysterien der Nahrungswandlung ist« (ebd., S. 45f.). Die Tatsache,

> »daß die Spezies Mensch die einzige ist, in welcher der Säugling des ersten Lebensjahres als ›Embryo außerhalb des Mutterschoßes‹ anzusehen ist, [...] erhöht die Bedeutung der Mutter für das Kind und verstärkt die Beziehung der Mutter zum Kind, dessen embryonale Abhängigkeit zur Basis ihrer unbewussten und bewussten mütterlichen Fürsorge wird« (ebd., S. 45).

Zunächst waren es Natursymbole aus allen Naturreichen – unter anderem Teich, Baum, Frucht oder Tier –, später wurden diese einer menschlichen Gestalt als Attribute beigegeben. Die großen Muttergöttinnen waren alle Göttinnen der Fruchtbarkeit: Gaia, Rhea, Hera und Demeter bei den alten Griechen, Isis bei den Ägyptern und in den hellenistischen Religionen, Ishtar bei den Assyrobabyloniern, Astarte bei den Phöniziern, Kali bei den Hindus, Asherah bei den Israeliten, Holda und Freya bei den Germanen.

Schon der Urarchetyp der Fruchtbarkeitsgöttin verbindet als Coincidentia Oppositorum positive und negative Eigenschaften, ist also niemals nur Fruchtbarkeits-, sondern immer auch Todes- und Totengöttin. Das bedeutet, das Göttliche ist paradox und verbindet gleichzeitig Gutes und Böses, Freundliches und Furchtbares. Erst später im Laufe der Bewusstseinsentwicklung werden die gute und die böse Göttin getrennt. Zu den positiven Urerfahrungen des Weiblichen als Gefäß, das Nahrung gibt, gehört der Charakter der Fülle, die Allwissenheit sowie das Herrschen über die Himmelswelt. Im Gilgamesch-Epos wird der Mutterleib die »Schöpferin des Schicksals« genannt. Den negativen Elementarcharakter zeigt die furchtbare Göttin, die Totengöttin, als Totenvogel, Geier und Krähe. Göttinnen brauchen Opfer, oft Blutopfer. Die Göttin Kali zeigt sich

> »blutrot gewandet auf einem Boot in einem Meer von Blut stehend: inmitten der Lebensflut, des Opfersaftes, dessen sie bedarf, um in unablässiger Zeugung als Weltmutter neuen Lebensgestalten das Dasein zu schenken, um sie als Weltamme an ihren Brüsten zu säugen und ihnen als die Speisevolle Nahrung zu spenden« (ebd., S. 151).

Zu den Mysterien der Großen Göttin gehört, dass sie nur über den Tod das Leben und über das Leiden die Entwicklung zur neuen Geburt gewährt. In vielen frühen Kulturen besitzt das archetypische Symbol der Großen Mutter einen positiv lebensspendenden und einen negativ todbringenden Aspekt. Die göttliche Mutter ist also die allumfassende Urkraft, das spirituelle Prinzip, das sich in einer weiblichen Form ausdrückt.

Bei dem Symbol für Mutter findet man den gleichen Zwiespalt wie bei dem Meer und der Erde: Leben und Tod stehen in Wechselbeziehung zueinander. Geborenwerden heißt, aus dem Bauch der Mutter, dem Fruchtwasser, herauszukommen. Sterben heißt, in die Erde zurückzukehren. Das Wasser beim Tod erscheint als Fluss der Unterwelt, der Styx. So wird der Schoß der Erde zum tödlich zerreißenden Maul der Unterwelt. Dieses furchtbare Weibliche ist die gierige Erde, welche ihre eigenen Kinder frisst – bei den Azteken gemalt als zahnbesetzter Schlund der Erde, als fleischfressender Sarkophag.

Neumann schließt sein Buch mit der Verbindung des weiblichen Archetypus mit der heutigen Zeit:

> »Aber diese Manifestationen des Großen Weiblichen in allen Zeiten und allen Kulturen, bei allen Menschen der frühgeschichtlichen und geschichtlichen Welt, treten ebenso in der lebendigen Wirklichkeit der modernen Frau auf, in ihren Träumen und Visionen, Zwangsvorstellungen und Phantasiebildern, Projektionen und Beziehungen, Fixierungen und Persönlichkeitswandlungen. Die Große Göttin [...] ist die Inkarnation des weiblichen Selbst, das in der Geschichte der Menschheit ebenso wie in der Geschichte jeder einzelnen Frau sich entfaltet; ihre Wirklichkeit bestimmt

> das individuelle wie das kollektive Leben. Diese archetypische psychische Welt bestimmt […] – zum Teil mit den gleichen Symbolen und in der gleichen Ordnung der Selbstentfaltung, zum Teil in dynamischen Abwandlungen und Variationen – die Seelengeschichte des modernen Menschen, besonders aber der modernen Frau« (ebd., S. 313f.).

Nach Franz Renggli sind Mythen »Darstellungen von frühen Verletzungen, Konflikten, Ängsten und Panikreaktionen« (Renggli, 2001, S. 15). In seinem Buch *Der Ursprung der Angst. Antike Mythen und das Trauma der Geburt* kommt er zu folgenden Thesen:

> »Tod und Schwangerschaft, Tod und Geburt liegen immer nahe beieinander, mit jedem Geburtskampf ist ein Todeserleben des Babys verbunden« (ebd., S. 93).

> »Jeder Heldenkampf ist ein Geburtskampf […] Heldenmythen sind symbolische Darstellungen der Ängste und Anstrengungen eines Babys während der Geburt. Oder umgekehrt: ein Baby, das den Weg aus dem Mutterschoß geschafft hat, ist ein Held. Deswegen auch die hohe Faszination, die von allen Heldenmythen ausgeht« (ebd, S. 87).

Diesen Ursprung zeigt er an Ninurta, dem ältesten Helden der Menschheit. François Dor (2014) setzt diese Gedanken fort und entwickelt in seinem Buch *Why? The Mythological Life* die These, dass die Mythen die Erinnerungen des fötalen Lebens seien. Der Held ist nach Dor der Fötus, wie er an 75 Fragen und Antworten auf Mythen und Sagen zeigt. Die Mythologie wiederholt nach seiner Vorstellung die vorgeburtliche Erinnerung der Embryogenese: Der Baum des Lebens sei die Plazenta, die Schlange im Baum die Nabelschnur, die Sintflut, die nur einmal geschieht, sei das Fruchtwasser, das bei der Geburt abfließt, die Arche die den Fötus schützende Haut der Fruchtblase. Noah sei der Fötus, der zur Geburt kommt, Adam der Fötus, der im Paradies (= Mutterleib) lebt und durch den Sündenfall (= Geburt) für immer daraus vertrieben wird, und Eva die Nabelschnur, die dem Fötus nahe ist.

Fruchtbarkeit als Kampf?

Am weitesten geht Joanna Wilheim (1995), die den Ursprung der Heldenmythen bereits im Akt der Zeugung sieht. Sie nimmt in der Nachfolge von Bion mit seinen

Konzepten über den Drang zum Leben *(urge for life)* und dem Drang zu existieren *(urge to exist)* den von Freud verlassenen Weg wieder auf, nämlich den der Bedeutung des *biologischen Substrats* für unser unbewusstes Seelenleben. Leben und Tod sind bereits bei unserer Zeugung im Mutterleib zusammen aktiv und hinterlassen in unseren Nervenzellen eine bleibende Prägung auf zellulärer Ebene. Begleitet vom Absterben von Millionen Spermien kann die Eizelle nur sechs Stunden lang und nur am richtigen Ort im Eileiter befruchtet werden, wobei beide ihre ursprüngliche Gestalt aufgeben. Auch nach der Zeugung warten auf den Embryo so viele Gefahren, dass 70 bis 80 Prozent der befruchteten Eizellen im Eileiter oder Uterus sterben. Die Konzeption nennt Wilheim deshalb den Ort des Urtraumas und der Katastrophe. Der Punkt, an dem Raum und Zeit zusammenfallen, markiert zwei gegensätzliche Situationen: einerseits Ort und Augenblick der Urszene, Schöpfung des Lebens, andererseits Bühne für die Zerstörung des Lebens. Sie resümiert, wir alle seien Überlebende eines tödlichen Kampfes. Nicht nur überlebt nur ein einziges von Millionen Spermien, sondern dieses eine wird von der Eizelle »gegessen«, aufgelöst. Auch die Eizelle muss nach der Befruchtung heftige Strukturveränderungen durchmachen. Anschließend beginnt die Reise des neu entstehenden Embryos durch den Eileiter »mitten durch ein auf sie ausgerichtetes Kreuzfeuer« (ebd., S. 35). Ungefähr 75 Prozent der Embryonen kommen nicht zum Leben. In den Gladiatorenkämpfen der Römer, den Spielen auf Leben und Tod, den mittelalterlichen Ritterturnieren, den Duellen mit verbundenen Augen sieht sie eine Dramatisierung von den unbewussten Anfängen der menschlichen Existenz. Olympische Spiele, Wagen-, Pferde- und Autorennen sollen dem Lebenden beweisen, dass es möglich ist, zu wetteifern, ohne sich oder einander zu töten.

Die Physiologie der Schwängerung beschreibt der Reproduktionsmediziner Friedrich Gagsteiger aus der heutigen Sicht folgendermaßen: Es entsteht ein Grenzkampf zwischen der Gebärmutterschleimhaut und dem Embryo, denn Plazenta und Embryo sind körperfremde Eiweiße. Die mütterliche Immunantwort muss eine Balance finden: Ist sie zu nachgiebig, verliert sie gegen den Fremdkörper; ist sie zu aggressiv, stößt sie den Embryo ab und opfert so ihr zukünftiges Kind. Das embryonale Gewebe ist latent aggressiv, weil es sich wie ein Schmarotzer bei der Mutter bedient. Nur die Idee der Fortpflanzung verleiht der mütterlichen Toleranz einen Sinn. Sie muss also den Embryo vorbehaltlos annehmen und lieben. Anfangs ist es kein Tauschgeschäft für sie, denn sie muss zunächst geben, ohne zu bekommen. Schwangerschaft bedeutet psychologisch deshalb: Ich gebe, weil ich von meiner Mutter bekommen habe. Hat die betroffene Frau wenig von der eigenen Mutter bekommen und ist sie daher egoistisch oder kurzsichtig auf eine rasche Gegengabe bedacht, wird sie sich schwerlich öffnen, um das Kind einzulassen. Anfangs ist die Frau sehr mächtig gegenüber dem Embryo. Ihre Killerzellen (NKC, Natural Killer Cells) sind gnadenlos tödlich. Sie muss durch ihre innere bejahende, liebende Haltung die Ammen- oder Helferzellen aktivieren, die wie gute Samariter in einem Meer von Grausamkeit handeln, um das wachsende Kind zu schützen. In den ersten fünf Tagen, die der Embryo im Eileiter verbringt, ist er noch umhüllt von der Zona pellucida, einer Schutzhülle, die ihn wie eine Tarnkappe unsichtbar macht, damit er unbeschadet die Gebärmutter erreicht. Dann muss er sich sichtbar machen, weil er Nahrung von der Mutter braucht. Aber auch in der Gebärmutter ist er noch auf die Barmherzigkeit seiner Mutter angewiesen. Sie muss vorbehaltlos ihre Uterusschleimhaut öffnen und den Embryo immunologisch als einen Teil ihres Körpers ansehen. Doch auch später kann die Mutter noch den Kampf zu ihren Gunsten entscheiden. Dann kann es zu einem Abort oder einer Schwangerschaftsvergiftung kommen.

Die israelischen Forscher Achache und Revel (2006) haben die embryonal-uterinen Interaktionen untersucht, die zu einer erfolgreichen Implantation führen. Die Einnistung des Embryos in die Gebärmutter ist ein höchst komplexer Vorgang, der aus drei Phasen besteht – der Annäherung *(apposition)*, der Anheftung *(adhesion)* und der Einnistung *(invasion)* –, die ein synchronisiertes Wortgefecht *(crosstalk)* zwischen einer aufnahmebereiten Gebärmutterschleimhaut und einem funktionierenden Embryo im Blastozystenstadium benötigen. Die Implantation des Embryos ist eine »gut orchestrierte Abfolge von Vorgängen, die zelluläre Verklebung, Eindringen und immunregulatorische Mechanismen einschließen, von denen einige durch genetische Prozesse der Ovarialhormone kontrolliert werden« (Achache & Revel, 2006, S. 740, Übers. d. A.). Interessanterweise herrschen nicht an jeder Stelle der Gebärmutter geeignete Bedingungen für eine Einnistung. Aber auch hier wird der Embryo geleitet von Glycoproteinen (Mucin) der Frau, die ihm den besten Platz auf den sogenannten *pinopods*, kleinen Vorsprüngen in der Gebärmutterschleimhaut, schmackhaft machen. Ohne mütterliche Einstimmung geht es eben nicht!

Damit werden Wilheims Hypothesen – geschöpft aus den psychoanalytisch-klinischen Beobachtungen erwachsener Patientinnen – von dem somatischen Praktiker und der empirischen Forschung bestätigt.

Psychotherapeutische Erfahrungen mit Unfruchtbarkeit

Wenn ich im Folgenden über eigene Beobachtungen bei meinen Patientinnen berichte, so geschieht dies im Bewusstsein, dass deren Erlebnisse nicht ohne Weiteres verallgemeinert werden können. Handelt es sich doch bei diesen um Frauen, bei denen Anlass für therapeutisches Handeln bestand. Sie haben in der Regel tiefe ungelöste – oft unbewusste – Konflikte, die in der Zeit zum Vorschein gekommen sind, in der die Zeugung der Nachkommenschaft stattfindet. Einige meiner Patientinnen tauchten bei diesem Thema in eine eigene archetypische mythologische Welt ein, wie – weiter oben schon dargestellt – Neumann sie beschrieben hat. Für sie war Gott der Schöpfer des Lebens, während sie den Teufel mit Tod und Unfruchtbarkeit verbanden. Eine Patientin sagte direkt, dass das Kind in ihrem Bauch etwas mit Tod zu tun hat. Eine weitere: »Jemand ohne Gefühlspflänzchen kann nur ein Teufel sein, nur das Kind ist ein Beweis dagegen.« Eine andere: »Wenn ich ein Kind kriege ist es, als ob der Tod unmittelbar vor der Tür steht.«

Eine Patientin träumte während Ihrer Kinderwunschbehandlung und der Psychotherapie bei mir von einem Teufel, der in einem Tierkopf steckt. Sie hat ihn besiegt, indem sie ihn auf den Boden gedrückt festhielt. Nach langem Warten kommt endlich der herbeigesehnte Pfarrer. In einem von ihm mitgebrachten Kasten kann sie den Tierkopf mit dem Teufel verschließen. Da Gott und Teufel ursprünglich vereint waren, begegnen wir hier wiederum der Grundeinheit von Leben und Tod.

Eine erschreckende Todesnähe, verbunden mit starken Ängsten, ist mir zu meinem anfänglichen Erstaunen bei einigen dieser ungewollt kinderlosen Frauen in ihren Briefen und bei meinen Therapien begegnet. Erst heute, nachdem die lebenslange Macht prä- und perinataler Traumatisierungen fassbarer geworden ist, werden diese Symptome im Rückblick als im Körper abgespeicherte Erinnerungen einer gefahrvollen, angsterregenden vorgeburtlichen Zeit oder Geburt verständlich.

Statt Hoffnung umgab diese Frauen eine seltsame, unheimliche Atmosphäre von Tod, Trauer und Angst. Als ob nicht Leben gegeben werden sollte, sondern als ob Leben, Geburt, Behinderung und Tod eins seien. Die Frauen scheinen einen Krieg in ihrem Inneren zu führen – und so können Kinder nicht in ihnen leben. Die Unfruchtbarkeit verstehe ich als Symptom, das nach Leben oder Tod fragt. Deswegen geht es solchen Frauen bei der Geburt eines Kindes eher um den Beweis, nichts Schlechtes in sich zu tragen, als um das Kind als Person. Meine Patientinnen vollzogen eine folgenschwere Verwechslung, eine unbewusste Verschmelzung zweier Vorgänge in ihrem Leben. Denn – einmal geboren – sind im Ablauf unseres Lebens Geburt und Tod nicht gleichzeitig wirksam und vorhanden. Womöglich haben aber diese Frauen durch eine perinatale Nahtoderfahrung ihre eigene Geburt wie ein Sterben erlebt. Diese mythische Fusion hat sich wohl bei diesen Frauen unbewusst erhalten. Dinora Pines (1990a) beschreibt dieses

Erleben, das mythische Doppelgesicht der paradoxen Großen Göttin, als das innere Bild der janusköpfigen Mutter mit ihrer lebensspendenden und mörderischen Seite. Ihr zufolge können einige Frauen diese zwei polarisierten Aspekte der Mutter nicht integrieren. Frauen mit Fehlgeburten oder Abtreibungen können dadurch Schwierigkeiten haben, sich mit ihrer eigenen mentalen Repräsentation einer großzügigen, nährenden inneren Mutter zu identifizieren.

Das Gefühl der Todesnähe dieser Frauen zeigt sich auch, wenn sie menstruieren. Sie töten etwas in sich selbst. Das ist Realität und Fantasie zugleich. Daher ist ihr Bedürfnis nach Kontrolle über ihr Körperinneres, über Leben und Tod groß. Einige schauen stündlich in die Toilettenschüssel. »Rot auf weiß« erwartet sie dort der Richterspruch ihres Schicksals. Ein Schlüssel zum Verständnis kann die Untersuchung ihrer eigenen Geburtssituation sein. Ins Leben zu kommen, hat für einige von ihnen eine körperliche und/oder seelische Katastrophe bedeutet. Deshalb kann die Vorstellung der vorgeburtlichen Zeit oder das Geborenwerden ihres Kindes erschreckende Fantasien hervorrufen, die Ausdruck eines nicht bewusst erinnerten, aber im Körper abgespeicherten traumatischen Erlebens sind – dies oft in einem transgenerationalen Kontext. Auch aggressive oder missbrauchende Großeltern können solche Traumata verursachen, die sich über Generationen hinweg auswirken. Einige hörten von ihren Eltern Schlimmes über ihre Geburt. Sie entwickelten Schuldgefühle, noch bevor sie eine feste Ich-Struktur hatten. Ihre Mutter konnte also wenig Freude vermitteln oder geben. Auch mütterlicher Groll – ein Aspekt des Neides – kann die Frau unbewusst dazu bringen, auf eigene Mutterschaft zu verzichten und stattdessen Tochter zu bleiben. Die Kinderlosigkeit solcher Frauen kann einerseits als die Introjektion einer Mutterfigur verstanden werden, die ihrer Tochter aus verschiedenen Gründen sozusagen nicht die Erlaubnis und die Zuversicht gibt, schwanger zu werden. Andererseits kann sie auch auf traumatische früheste Erfahrungen hinweisen, die im reziproken Körpergedächtnis abgespeichert sind und bei dem Versuch, ein Kind zu gebären, regressiv reaktiviert werden. Als Ausdruck des Kampfes verstehe ich die Einfälle meiner Patientinnen, die ihren Körper während der Therapie mit Explosionen, Raketen, Bomben und Feuer in Zusammenhang bringen.

Auch die Väter spielen bei den seelischen Gründen für die weibliche Unfruchtbarkeit eine wichtige Rolle. Waren sie in der Kindheit dieser Frauen abwesend, schwach, oder sind sie gewaltsam mit Worten oder Taten in den Körper ihrer Töchter eingedrungen, bieten sie in der äußeren und inneren Realität der Frau später keinen genügenden männlichen Schutz, sondern können sogar als eine Lebensgefahr wahrgenommen werden. Hat der Vater eine solch problematische Rolle gespielt, können spätere Sexualpartner oft nicht als Schutz für den »Nestbau« und das Aufziehen von Kindern erlebt werden. Möglicherweise werden unbewusst erneute Loyalitätskonflikte gefürchtet. Oder aber der ödipale Konflikt wurde nicht aufgelöst, sondern bleibt unbewusst als beängstigende, bedrohliche Fantasie eines triebhaften spätödipalen Gebundenseins an den Vater bestehen und darf durch eine Schwängerung nicht realisiert und offenkundig werden. Über den sehnsüchtigen Wunsch nach einem Kind kann sich in allen diesen Fällen eine seelische Atmosphäre legen, in der Angst, Aggression oder Trauer vorherrschen. Schwangerschaft und Geburt können dann eher mit Tod und Zerstörung des eigenen Körpers assoziiert sein. Derartige Gefühle verhindern ein inneres Sicherheitserleben, welches das Eintreten und die Aufrechterhaltung einer Schwangerschaft begünstigt.

In diesen Konstellationen gibt es eine Beziehung zwischen Opfer und Täter. Zunächst waren die Frauen oft prä-, perinatal oder frühkindlich geschädigte, ungewollte oder misshandelte Opfer. Werden sie in der Therapie mit ihrer daraus resultierenden Ambivalenz bezüglich ihrer Kinderlosigkeit konfrontiert, kommen viele Ängste zum Vorschein, die auch in der Gegenübertragung bedacht und bearbeitet werden müssen. Diesen dann auftretenden destruktiven Teil ihres Selbst legen sie manchmal konkretistisch in ihren Unterleib. Dann erleben sie ihn als »vergiftet, verdorrt, verhext«. Weil sie unerträgliche Zustände erleben mussten oder sich selbst für sehr böse halten, meinen sie, es sei besser, kein Kind zu haben, damit sie es nicht vergiften oder in ihrem Leib sterben lassen können. Weitere Gedanken sind, kein Kind verdient zu haben, es nicht wert zu sein, denn auch magische böse Gedanken werden konkretistisch festgehalten. Tod und Ängste sind also eng miteinander verbunden.

Türcke beschreibt den von Freud entdeckten traumatischen Wiederholungszwang als einen von diesem erkannten »verzweifelten Kunstgriff, eine Flucht nach vorn, […] traumatischen Schrecken durch ständige Wiederholung abzubauen und das Schreckliche allmählich in etwas Vertrautes umzuwenden« (Türcke, 2009, S. 26). Der traumatische Wiederholungszwang hat eine enge Beziehung zu der von Freud beschriebenen Identifizierung mit dem Angreifer. Türcke verbindet diesen Zwang daraufhin folgerichtig mit dem Opferkult der gesamten archaischen Menschheit und erkennt, dass die Logik des dargebrachten Opfers die des traumatischen Wiederholungszwangs ist. Türcke sagt: »Opfer sind Wiedergutmachungsversuche« (Türcke, 2010, S. 140), also Besänftigungsversuche höherer Mächte. Derart erhalten sie einen höheren rettenden Sinn: »Im Wiederholungszwang selbst steckt schon eine Logik der Ähnlichkeit: der Versuch, ein Schreckliches durch ein Ähnliches zu besänftigen und tendentiell zu entmachten« (ebd., S. 146). »Keine Opferhandlung, in der nicht ein ›stirb oder werde‹

steckte, die nicht den Tod in irgendeiner Weise als Übergang in neues Leben zelebrierte« (ebd., S. 147).

Für meine Patientinnen, die unbewusst und ungewollt etliche Embryonen bei der technischen Befruchtung opfern, halte ich eine anderen Sinn der Opferhandlung für bedeutsam als Türcke. Einerseits tun diese Frauen immer wieder Schreckliches, um selbst dem Schrecklichen zu entgehen, nämlich der im impliziten Gedächtnis gespeicherten eigenen Todesgefahr, und zelebrieren nach dem Absterben ihrer Embryonen unter Leiden und Trauer über die Verluste unbewusst ihr eigenes Überleben. Andererseits können sie sich auch mit den erschreckenden Gefühlen und Wünschen ihrer eigenen Mütter ihnen gegenüber als frühere Angreifer identifizieren.

Wenn aber – was heute unbestritten ist – die Psyche auf die Biologie zurückwirkt, dann beginnt die Opferung eines Embryos oder eines Fötus mit dem Beginn seines möglichen Lebens. Dann wird durch unbewusste, ungewollte regressive Verarbeitungsmechanismen ein Kind »geopfert«.

Manche Kinder werden bereits als Embryonen vor der Einnistung oder in den ersten Schwangerschaftswochen geopfert. Frühe Fehlgeburten haben nicht immer eine ausschließlich organische Ursache, wie sich an etlichen, auch eigenen psychotherapeutischen Fallbeobachtungen zeigen lässt.

Wenn im Allgemeinen von Opfer gesprochen wird, wird oft nur das weibliche Opfer berücksichtigt – die Frau als Opfer: das »Zum-Opfer-Werden« bzw. »Zum-Opfer-gemacht-Werden«. Das »Opfer«, das ich in meiner Tätigkeit – besonders bei den mit In-vitro-Fertilisation (IVF) behandelten Frauen – beobachten konnte, erscheint als eine Opferhandlung der Frau. Sie geschieht schon ganz zu Beginn des Lebens ihres Kindes, nämlich vor, während oder kurz nach der Zeugung. Dabei sind Mutter und werdendes Kind durch deren regressive Verarbeitungsmechanismen schicksalhaft miteinander verbunden. Das Objekt der Opferung ist das Kind und im gleichen Akt allerdings auch die Mutter in ihrer Mutterrolle. Die Opfergabe betrifft beide, Mutter und Kind. Ohne Kind kann die Frau keine Mutter sein. Die Dialektik des Lebens fängt ganz vorne an. Es ist das weibliche Opfer in sich selbst.

Was in der Seele einiger Frauen bei dem Gedanken oder dem Versuch, schwanger zu werden, geschieht, hat aber mit der Lebenswirklichkeit wenig zu tun. Es ist ein vielmehr unbewusstes regressives Auftauchen von Angst, oft gespeist von der Reaktivierung einer im Körper abgespeicherten Erinnerung an eine lebensbedrohliche – oft die pränatale oder perinatale – Zeit, ein implizites Wissen im prozeduralen Gedächtnis der Person. Es entsteht ein Kampf zwischen Leben und Tod am Ort einer neurotischen bzw. psychotischen Schuld- oder Hassverarbeitung. Die Schuldgefühle sind dann das Ende des ausagierten Ambivalenzkonflikts. Die Gebärmutter ist gleichzeitig ein Ort des Lebens und des Grabes. Frauen geben Leben weiter, können es zerstören – oder es kann auch manchmal sie zerstören.

Ein eindrucksvolles Beispiel eines traumatischen Wiederholungszwangs ist meine Patientin Domenica[1], die sich der Opferung ihrer Embryonen als ihre Feinde bewusst ist, sich diesem circulus vitiosus jedoch hilflos ausgeliefert fühlt. Mit der Nichtannahme der Embryonen rettet sie in ihrer Fantasie ihr eigenes Leben: »Ich oder die Embryonen, eine Schwangerschaft ist gefährlich.« Vom Kopf her ist sie bereit, bis an den Rand des Todes zu gehen. In ihrer Fantasie sieht sie sich während einer Schwangerschaft im Krankenhaus am Tropf hängend, dem Tod von der Schippe springend:

> »Wenn das Kind zuschnappt, frisst es sich in mir fest. Schwangerschaft ist für mich Krankheit und Krieg! Nach dem Embryotransfer ziehe ich in eine Schlacht, ich gehe heldenhaft in den Befruchtungskrieg, bewaffnet bis unter die Zähne mit allem, was der Pharma-Markt hergibt. Je mehr Medikamente ich bekomme, desto mehr Selbstvertrauen gibt mir das. Immer bin ich auf der Suche nach der Ursache und kehre als Geschlagene ohne Eroberung von Land nach Hause zurück. Das ist meine Tragödie!«

Aufgrund ungelöster Ambivalenzen ihrer eigenen Mutter einem Kind gegenüber, die Domenica eine lebensbedrohliche Pränatalzeit zwischen starken Blutungen und ständiger Medikation von Valium bescherte, verbindet sie Schwangerschaft mit Todesgefahr. Sie leidet aber lediglich während der Kinderwunschbehandlungen unter Angst und Hilflosigkeit.

Sind die Embryonen von guter Qualität noch außerhalb ihres Körpers, freut sie sich und fühlt sich wohl. Doch mit der Rückführung der Embryonen, dem Embryotransfer, erlebt sie eine »Angststärke«: Ihr eigener Wille sei stärker als das IVF-Verfahren. Ab dann sei sie ein Nervenbündel, könne nichts mehr tun, fühle sich voller Angst, ja verrückt, sie möchte nur noch liegen. Der Raum und die Zeit vom Transfer bis zum Schwangerschaftstest sind wie ein schwarzes Loch für sie. Meist setzt die Blutung bereits nach wenigen Tagen ein. Diese Zeit ist ein körperliches Leiden, sie kann nicht gehen, nicht atmen, so als hätte sie einen Stein auf ihrer Brust. Dabei versucht sie, seelisch nichts zu fühlen.

---

1 Alle Fallgeschichten in diesem Buch entstammen der Praxis der Autorin. Sämtliche Namen von Patientinnen sowie andere Angaben aus ihrem persönlichen Umfeld wurden zur Wahrung ihrer Privatsphäre anonymisiert.

Wenn die Periode einsetzt, kann sie wieder atmen und gehört wieder sich selbst. Sie hasst sich immer dafür und fühlt sich schuldig, dass sie darüber erleichtert ist. Sie habe vor nichts in der Welt Angst, außer davor, ein Kind zu bekommen; aber gleichzeitig habe sie auch Angst, keines zu haben.

Das Bild von der Gefahr des fressenden Embryos zeigt sich auch in einem Traum: Ihr Mann und sie haben in ihrem Garten eine Pflanze gepflanzt, die zwei Triebe hat. Die beiden Blätter zeigen die Form eines Dinosauriers, eines Monsterkopfes. Als Domenica sich nähert, schnappt ein Monsterkopf nach ihr. Er wird immer größer und will schließlich in ihr Haus eindringen. Schnell schließt sie die Schiebetür und klemmt dabei den Monsterkopf ein. Noch schlimmer ist es, dass niemand diese Gefahr bemerkt und sieht.

Wir verstehen: Die von ihrem Mann und ihr gezeugte Pflanze, der Embryo, ist sehr gefährlich für Domenicas Körper. In ihrem Unbewussten verwechselt sie Täter- und Opferschaft. Ihre Embryonen töten nicht sie, sondern sie tötet ihre potenziellen Kinder. Während der Versuche der In-vitro-Fertilisation lebt sie in unbewusster Identifikation mit dem Embryo, der sie einst war, den sie töten oder der sie töten kann. Dies geschieht im traumatischen Wiederholungszwang der in ihrem Körper abgespeicherten pränatalen Todesangst. »Angst essen Seele auf« hieß es bei Fassbinder – »Angst essen Embryo auf« heißt es bei meinen Patientinnen.

Zum Schluss meiner Ausführungen über Sterilität zitiere ich aus einem Schulaufsatz neapolitanischer Kinder zu diesem Thema:

> »Sterilität ist, wenn eine Frau weder mit ihrem eigenen Mann noch mit anderen, weder öffentlich noch privat Kinder kriegen kann. Von außen ist sie wie die andern: gewöhnlich, normal, allgemein, innen dagegen ist sie sehr besonders. Sie *würde* gerne Kinder kriegen (egal ob Jungen oder Mädchen), aber sie kann nicht, weil sie wie die Heilige Elisabeth geschaffen worden ist.
>
> Als kleines Mädchen weiß sie nicht, dass sie die Sterilität hat, sie verhält sich wie wenn nichts wäre und spielt normal. Wenn sie dann groß geworden ist, heiratet sie entweder oder sie heiratet nicht. Wenn sie nicht heiratet, erfährt sie nie, dass sie wie die Heilige Elisabeth gewesen ist, wenn sie heiratet und es entdeckt, kriegt sie so eine Wut, dass sie davon Krämpfe kriegt.
>
> Manche Frauen sind froh, dass sie die Sterilität haben, weil sie ohne Kinder in Freiheit leben wollen, aber manche anderen werden sehr böse. Und um rauszukriegen, ob sie die Sterilität besiegen können, lassen Sie sich übers Fernsehen die Karten legen. Die legt ihnen Emma Palomma persönlich oder der Zauberer Mariano und Annamaria Ammendola. Mir ist Concetta Mobili sehr sympathisch, aber sie ist alles andere als steril, sie hat 14 oder 15 Kinder gekriegt.

Ich weiß nicht, warum eine Frau steril ist, vielleicht weil ihr ihre Mama, als sie sie geboren hat, ein bisschen von ihrer Sterilität übertragen hat, oder vielleicht weil sie sich auf dem Klo zu sehr angestrengt hat, oder weil ihr irgend eine Alte was angehext hat. Wenn ihr was angehext worden ist, gibt es um geheilt zu werden nur die eine Möglichkeit: sie muss in eine andere Stadt ziehen. Wenn eine Ehefrau steril ist und auch der Ehemann steril ist, kann kein Kind geboren werden. Wenn es geboren wird, kommt es aus Versehen und wiegt nur ein paar Gramm« (D'Orta, 1999, S. 28f.).

Fruchtbarkeit in der Psychoanalyse

Bei Freud und Ferenczi fand ich psychopathologische Modelle, die mir ebenfalls für die Pathogenese der nicht somatisch bedingten Unfruchtbarkeit schlüssig erscheinen.

Die psychoanalytische Triebtheorie zeigt die komplexen Verflechtungen der unterschiedlichen bewussten und unbewussten Bedürfnisse und deren Abwehr auf. Sigmund Freud, der sich dem menschlichen Seelenleben zunächst als Biologe näherte, dann aber die Psychosexualität entdeckte, beschreibt die Fortpflanzung als eine »Ureigenschaft der lebenden Materie« (Freud, 1923b, S. 49). Er unterscheidet deutlich die »unerschütterlichen biologischen Tatsachen« der Selbsterhaltung und der Arterhaltung des lebenden Einzelwesens, deren Interessen einander im tierischen Leben oft widerstreiten, von der Psychoanalyse. Den Selbsterhaltungstrieb beschreibt Freud zunächst als Ich-Trieb, den Sexualtrieb als eigentlichen Lebenstrieb. Später fasst er alle dem Leben und der Liebe zugeordneten Triebe als Eros zusammen, deren Energie er die Libido, eine immer fließende Kraft, nennt. So ergibt sich folgende Begriffsreihe als Konzept: Eros (Liebe und Lebensinstinkte) – sein Vertreter (Libido) – seine Funktion (Sexualität) (Green, 1996, S. 882).

Freud entdeckte drei wesentliche Besonderheiten der menschlichen Sexualität, die den Kontext unseres gesamten Lebens bedingen: den zweizeitigen Ansatz des Sexuallebens, den Verlust der Periodizität der Sexualität, wie er bei den Tieren gegeben ist, sowie die Wichtigkeit der Sublimierung von Sexualtrieben, die den Ansporn zum Denken und zum geistig-sinnlichen kulturellen Erlebens geben. Wegen der sexuellen Perversionen der Erwachsenen fühlt sich Freud »zur Behauptung berechtigt, dass Sexualität und Fortpflanzung nicht zusammenfallen. Denn es ist offenkundig, dass sie sämtlich das Ziel der Fortpflanzung verleugnen« (Freud, 1916–17a, S. 332). Der Sexualtrieb des Menschen dient nach Freud – anders als bei den Tieren – »gar nicht den Zwecken der Fortpflanzung, sondern hat »bestimmte Arten der Lustgewinnung zum Ziel« (Freud, 1908d, S. 151). Erst die Pubertät verschaffe den Genitalien das Primat der Lust und »zwingt dadurch die Erotik in den Dienst der Fortpflanzungsfunktion« (ebd., S. 22). Wie daraus folgt, trennen sich für Freud Fortpflanzung und Sexualität in der psychotherapeutischen Erfahrung.

In »Hemmung, Symptom und Angst« schreibt Freud: »Manche Hemmungen sind offenbar Verzichte auf Funktion, weil bei deren Ausübung Angst entwickelt werden würde« (Freud, 1926d, S. 114). Das Ich kann dann auf eine ihm zustehende Funktion verzichten, um einem Konflikt mit dem Es auszuweichen oder um nicht in Konflikt mit dem Über-Ich zu geraten. Bei der Unfruchtbarkeit würde also die Angst vor einem Kind – aus welchem Grund auch immer – auf die Hemmung des Körpers verschoben, ein Kind überhaupt zu empfangen.

In der gleichen Arbeit stellt Freud bereits fest: »Intrauterinleben und erste Kindheit sind weit mehr ein Kontinuum, als uns die auffällige Caesur des Geburtsaktes glauben läßt« (ebd., S. 169). Eine kleine spannende Episode, bei der ich Freud durch die moderne Technik bestätigt fand, möchte ich hier erwähnen. In dem Briefwechsel von Sigmund Freud und C. G. Jung fand ich eine interessante Idee über die Pränatalzeit. Am 13.10.1911 schreibt Freud über das uralte mythologische Motiv vom ungleichen Brüderpaar, bei dem immer einer der Schwächere ist und früher stirbt. Er nennt hier Gilgamesch und Ebani sowie als letzten großen Ausläufer des Typus Don Quijote und Sancho Pansa. Er stellt sich die Frage, woher diese alten Motive uranfänglich stammen. Freuds Erklärung lautet:

> »Für das in Rede stehende Motiv ist es nicht schwer zu sagen. Der schwächere Zwillingsbruder, der früher stirbt, ist die *Placenta,* die Nachgeburt, einfach auf die Tatsache hin, daß sie regelmäßig mit dem Kind von derselben Mutter geboren wird. (Man kann nachlesen), bei wieviel primitiven Völkern heute noch die Nachgeburt der *Bruder* (Schwester) oder der *Zwilling* heißt, entsprechend behandelt, genährt und erhalten wird, was natürlich nicht lange angeht. Wenn es ein phylogenetisches Gedächtnis des Individuums gibt, was leider bald nicht zu leugnen sein wird, so ist das *Unheimliche* des ›Doppelgängers‹ auch dieser Herkunft« (Freud & Jung, 1976, S. 495f.).

Jung antwortet:

> »Ihr Beitrag zur Brüdersymbolik [...] ist ungemein interessant und wichtig und, wie ich seither gesehen habe, sehr verbreitet und ursprünglich. Ich bin sehr glücklich über diesen Beitrag, da er sehr gut paßt zu gewissen andern Beobachtungen, die

> mir die Vermutung aufdrängen, daß die sog. ›frühen Kindheitserinnerungen‹ gar keine Individualerinnerungen sind, sondern phylogenetische. Ich meine natürlich die *ganz frühen* Reminiszenzen wie Geburt, Saugen etc. Es gibt Dinge, die sich nur *intrauterin* erklären lassen: ein Stück Wassersymbolik, dann die Umschlingungen und Umflechtungen, die mit merkwürdigen Hautgefühlen verknüpft zu sein scheinen (Nabelschnur und Amnionumwicklung)« (ebd., S. 496f).

Freud hat im Gegensatz zu Jung später diese Gedanken nicht weiter verfolgt. Die von Freud vermutete Zwillingsbeziehung des vorgeburtlichen Kindes zur Plazenta fand jedoch einen unmittelbaren Beweis in der Technik des Ultraschalls. Dort sah meine Patientin Mia, wie ihr Fötus in der 20. Schwangerschaftswoche mit der Plazenta schmuste, sie streichelte und küsste. Daraufhin beschloss Mia in Zukunft auch die Plazenta in ihre Gespräche mit dem werdenden Kind einzubeziehen und auch mit ihr zu reden.

Ferenczi (2004) spricht in seinem Hysterie-Konzept von einer Organneurose, wenn ein Organ seinen Dienst verweigert. Ihm zufolge wird bei der Hysterie das Denken eingestellt, das fortan von den Organen übernommen wird. Körperteile, die trotz Gesundheit nicht funktionieren, spielen sozusagen verrückt. Sie melden eine real nicht vorhandene Gefahr, drücken also eine unbewusste psychopathologische Fantasie, einen Wahn, aus. Bei der Unfruchtbarkeit kann es sich auch um die Reaktivierung eines archaischen unbewussten psychischen Zustands oder einer Fantasie handeln. Die betroffenen Organe sind dann die Eierstöcke und die Gebärmutter.

Emanuela Quagliata (2006) konnte anhand einer eigenen Studie an einer Frauenklinik in Rom zeigen, dass Psychotherapie die Häufigkeit von Fehlgeburten verringert. Schwangeren mit vorangegangenen Fehlgeburten wurden zehn monatliche psychotherapeutische Gespräche – allein oder mit Partner – angeboten. Eine gleich große Kontrollgruppe erhielt keine derartige Therapie. Ihrer Hypothese nach sind diese Paare extremem emotionalen Stress ausgesetzt. Dieser kann durch das Containment und Verstehen eines psychoanalytischen Zugangs in einer Kurztherapie mit dem Fokus auf ihre zentralen Fantasien und Abwehren während der erneuten Schwangerschaft gemildert werden. Quagliatas Ergebnisse zeigen, dass diese Frauen besser mit ihren Ängsten in der neuen Schwangerschaft umgehen können. Ihr zufolge haben die Erfahrung von Fehlgeburten und der drohende Verlust des jetzigen Kindes ihr Vertrauen auf ihre kreativen Fähigkeiten untergraben und ihre Verfolgungsängste gesteigert, die sich auf ihre inneren Objekte beziehen, welche ihnen nicht zutrauen, schwanger zu werden, zu bleiben und das Kind zu gebären. Die Ängste der werdenden Mütter nach Fehlgeburten können auf folgenden Faktoren beruhen: ambivalente Gefühle gegenüber der neuen Schwangerschaft, Verstärkung früherer Ängste bezüglich innerer verfolgender Figuren, die nicht die Erlaubnis zur Mutterschaft geben, sowie psychosomatische Reaktionen auf Angstzustände wie häufige Veränderungen des Blutdrucks und des Autoimmunsystems. (Heute ordnet man solche Symptome einem erhöhtem Stressniveau zu).

Keine von ihnen erlitt eine neue Fehlgeburt – im Gegensatz zu der Kontrollgruppe, bei der dies fünf von neun Frauen zustieß. Diese Frauen erlebten die von der Frauenklinik angebotene Kurztherapie als wichtige Anerkennung ihrer emotionalen Belastung, die ihnen half die neue Schwangerschaft bis zum Ende durchzustehen.

Ich verstehe diese Ergebnisse folgendermaßen: Das Doppelgesicht der großen mythischen Mutter mit ihren fördernden und vernichtenden Aspekten bezüglich Zeugung und Geburt kann demnach durch einen psychoanalytischen Zugang bedacht und integriert werden.

Einen umfassenden historisch-theoretischen Überblick über die weibliche Unfruchtbarkeit aus psychoanalytischer Sicht von Freud bis zur Gegenwart gibt Julia Asimakis (2014).

Biopsychosoziale Faktoren der Fruchtbarkeit

Heute scheint die Fortpflanzung für Frauen und Männer zur Wahlmöglichkeit geworden zu sein. Wir können unseren Lebensplan mit und ohne Kinder entwerfen. Belege dafür sind die bewusste Entscheidung gegen Kinder sowie eine Abtreibungsrate in Deutschland, die ein Drittel der Geburtenrate beträgt. Vorgeburtliche Kinder werden zum Opfer ihrer Mütter nicht nur durch Abtreibung, sondern oft auch durch Alkohol, Nikotin oder den Missbrauch von Drogen. Die pränatale Diagnostik eröffnet die Möglichkeit Fehlentwicklungen oder Erbkrankheiten des Kindes zu erkennen. Die intrauterine Euthanasie ist erlaubt. Eltern können das ungeborene Kind töten lassen, wenn bei ihm Fehlentwicklungen diagnostiziert wurden. Die Opferung von Embryonen ist auch ein kalkulierter Teil der medizinisch assistierten Befruchtung. Es gibt keinen gesetzlichen Schutz der ungeborenen Kinder.

Doch die Kinderwunsch-Szene zeigt, dass sich ein Lebensplan mit Kindern oft nicht erfüllt. Im Allgemeinen sind wir immer noch davon überzeugt, dass Kinder sich von allein einstellen, sobald wir Sexualität ohne Verhütung praktizieren. In der westlichen Welt bleiben jedoch immer mehr Paare ungewollt kinderlos.

Kinderlos zu bleiben ist heute in Deutschland das Schicksal von ca. zehn bis fünfzehn Prozent aller Paare. Wir müssen uns daher von der Idee verabschieden, dass das Kinderkriegen eine uns innewohnende selbstverständliche Fähigkeit ist. Tatsächlich ist ein Kind ein Geschenk der Natur, ein Wunder des Lebens, das nicht jedem gegeben wird, und die vermeintliche Freiheit der Wahl täuscht zudem über die häufig damit einhergehenden Dramen und Traumatisierungen hinweg.

Die Zeugung der Nachkommenschaft spielt sich heute nicht länger mehr oder weniger lustvoll im Verborgenen des Schlafzimmers ab. Über ihr Zustandekommen oder ihr Versagen wird diskutiert. Zeugung ist Teil der wissenschaftlichen Forschung und der – durch das Internet weltweiten – Öffentlichkeit geworden. Dies nicht nur, weil sie – etwa in der Reproduktionsmedizin – im Labor technisch, quasi öffentlich, stattfinden kann, sondern weil sie in unserer schnelllebigen Zeit auch ohne körperliche Störungen der Geschlechtsorgane oft schwierig zu erlangen ist.

Die therapeutische Zunft – und nicht nur sie – wird zunehmend mit allen Folgen dieser Entwicklung konfrontiert. Jeder kennt wohl die Zeitungsartikel über die neuen »Errungenschaften« der technischen Reproduktion. Vor einer Krebsbehandlung werden Eierstöcke oder Spermien tiefgefroren, tote Eltern bekommen genetisch eigene Kinder, Embryonen erhalten das Zellmaterial von drei Müttern, die Mutter trägt ihr Enkelkind aus, der Tochter wird die Gebärmutter ihrer Mutter eingepflanzt, Mütter können mithilfe einer Eizellspende gleichzeitig mit ihren Töchtern und Enkelinnen ein Kind zur Welt bringen. Die Rechtsprechung muss immer häufiger über bisher nie dagewesene Situationen entscheiden. Dabei muss der Tatsache Rechnung getragen werden, dass sich unser ethisches Bewusstsein viel langsamer verändert als die technischen Möglichkeiten. So wurde jetzt erlaubt, dass ein 13 Jahre lang tiefgefrorener Embryo längere Zeit nach dem Tod seiner Mutter geboren werden durfte. Gerade steht ein Urteil aus, ob die zweite Ehefrau des Vaters die Kinder austragen darf, die von ihm und seiner ersten toten Frau vor acht Jahren gezeugt und eingefroren wurden (»Kinder einer Toten«, Stuttgarter Zeitung, 23./24. April 2016). Die Unterschiede von Alter und Generationen werden abgeschafft – im psychoanalytischen Sinn sind das Zeichen einer Perversion.

Für den Psychotherapeuten steht fest: Wird die Biologie für ein unfruchtbares Paar zum Schicksal, wird sein Kinderwunsch biologisch für ungültig erklärt, kann eine Not, ein tiefer Versagensschmerz, entstehen. Wenn der Akt fruchtlos versiegt, das ersehnte Kind ein Phantom bleibt, entsteht ein Phantomschmerz für die Frau und den Mann sowie für die Gattung. Es handelt sich um einen ganzheitlichen leiblichen Phantomschmerz mit der Trias: Trauer der Seele, Schmerz des Körpers und geistiges Wissen um das imaginierte Fehlende – eine erschreckende Kenntnis um einen essenziellen Mangel. Diese Realität zu akzeptieren, schafft Leiden – besonders für die Frau.

Bei jeder einzelnen Frau ist die Fähigkeit, diese Frustration zu ertragen oder zu transformieren unterschiedlich. Ist die Frustrationstoleranz gering, kann die Betroffene in eine Depression verfallen, die oft von Kontaktstörungen und sozialem Rückzug begleitet ist.

Viele meiner Patientinnen erleben die ungewollte Kinderlosigkeit als große narzisstische Kränkung, als Makel und Zeichen von Wertlosigkeit. Meine Patientin Vera hielt sich deswegen für »einen verdorrten Ast ihrer Familie, der es nicht wert war, großgezogen zu werden.« Ihre Schmach war, nicht das zu können, »was jede Kuh kann«. Schon der in jungen Jahren im spanischen Bürgerkrieg umgekommene Dichter Garcia Lorca hat in seinem schon erwähnten Theaterstück *Yerma* die Qualen einer ungewollt kinderlosen Frau beschrieben. Ihr tiefes Leid macht ihr die Liebe zu ihrem Mann unmöglich:

> »Warum bin ich unfruchtbar? Muss ich in der Blüte meines Lebens stehen, um Geflügel zu züchten oder gebügelte Gardinen an meinem Fensterchen aufzuhängen? Nein. Sie müssen mir sagen, was ich tun soll; ich werde alles tun, auch wenn sie mir beföhlen, die empfindlichste Stelle meiner Augen mit Nägeln zu durchbohren« (Lorca, 1972, S. 295).

Weiter:

> »Ich trete dir nicht zu nahe. Ich lebe ergeben für dich, und was ich leide, verberge ich in meinem tiefsten Innern. Und jeden Tag geht es mir schlechter. Und es wird mit jedem Tage schlimmer. Ich werde mein Kreuz, so gut ich kann, zu tragen wissen, aber frage mich nach nichts. Wenn ich sofort eine alte Frau werden könnte, mit einem Munde wie eine zerquetschte Blüte, dann würde ich dir zulächeln und das Leben mit dir teilen. Aber jetzt lass mich allein mit meinem nagenden Kummer« (ebd., S. 311).

Doch ihre sadomasochistischen Züge verstärken sich:

> »Ich bin in diese vier Wände gekommen, um nicht zu verzichten. Wenn mein Kopf mit einem Tuch umwunden ist, damit mein Mund sich nicht öffnet, wenn meine Hände im Sarg fest verschränkt sind, dann, in *der* Stunde, werde ich verzichten« (ebd., S. 312).

Und:

> »Auch wenn ich wüsste, dass mein Sohn mich später quälen, mich hassen, mich an den Haaren durch die Straßen schleifen würde – ich würde ihn freudig gebären, denn es ist viel besser, um einen lebenden Menschen zu weinen, der uns martert, als über das Trugbild, das Jahr um Jahr auf meinem Herzen hockt« (ebd., S. 321).

Yerma verflucht ihren Leib und bittet auf einer Wallfahrt: »Herr, erhöre. Meines Fleisches Rose erschließe, und hätte sie tausend Dornen!« (ebd., S. 327).

> »Denn es hungert mich nach den Schmerzen der Gebärerin [...]
> O trübe, auglose Tauben!
> Mit giftigen Wespenstacheln
> Zersticht meinen Nacken die Folter
> Des eingekerkerten Blutes!« (ebd., S. 313)

Yerma wird immer hasserfüllter sich selbst und anderen gegenüber: »Die Bäurin, die keine Kinder gebiert, ist unnütz wie eine Handvoll Dornbüschel, ja schlecht, wiewohl auch ich von dem Abfall bin, den Gott aus seiner Hand fallen ließ« (ebd., S. 314). Yermas Klagen und Vorwürfe werden immer heftiger:

> »Ihr Frauen mit Kindern könnt nicht an uns denken, an uns kinderlose. Ihr bleibt frisch, unwissend, wie der, der im Süßwasser schwimmt, nicht weiß, was Durst ist [...] Meine Wünsche wachsen immer mehr, und meine Hoffnungen werden immer kleiner [...] Schließlich glaube ich noch, dass ich mein eigenes Kind bin« (ebd., S. 315).

In einem letzten Gespräch mit ihrem gequälten Ehemann, der Verzicht von ihr fordert, schleudert sie ihm nur ein Wort entgegen: »Verdorrt!« Sie erwürgt ihn mit eigenen Händen und schließt das Drama mit folgenden Worten: »Ich werde nun schlafen, ohne entsetzt aufzufahren um zu sehen, ob mir das Blut neues Blut verkündigt. Mit für immer vertrocknetem Leib [...] Ich selbst habe mein Kind ermordet!« (ebd., S. 335)

Das Leid ungewollt Kinderloser wird heute unter anderem auch deutlich an der wachsenden Zahl von interaktiven Internetportalen, die einen emotionalen Austausch der Betroffenen über ihr Leiden an der ungewollten Kinderlosigkeit ermöglichen. So ist der Wahlspruch der Website »Wonderland Blog Belle und Isa« folgender: »Wir sind keine Mütter – wir sind Herzensmütter. Wir sind Amazonen vom Stamm der Kinderlosen«. Ähnliche Portale sind fertilityplanit.com, lifewithoutbaby.com, kindersehnsucht.de, kindersehnsucht-lebewohl.de oder vaterwunsch.de. Auf letzterer Webseite versuchen die Väter sich eine Position zu erarbeiten, durch die sie ihre Partnerinnen zur Zeit der technischen Befruchtung unterstützen und ihr uneingeschränkte Liebe zeigen können. Auf all diesen Seiten findet man einen emotional anrührenden offenen Austausch, meistens zwischen Frauen, über ihre Fehlschläge, vergeblichen Hoffnungen und Abschiedsrituale von eigenen Kindern.

Zu dieser Einstellung passen viele Artikel in der Tagespresse oder in Wochenmagazinen. Unter dem Titel »Geschäft mit der Hoffnung« (Der Spiegel, 22/2008) wird dort geschrieben: »Viele hunderttausend Paare bleiben in Deutschland ungewollt kinderlos – und es werden immer mehr. Die verhinderten Mütter und Väter fühlen sich von den Nachbarn mitleidig beäugt, von Ärzten ausgenommen und vom Staat vergessen – ausgegrenzt und alleingelassen.«

Der Abschied vom Kinderwunsch und der erzwungene endgültige Verzicht auf eigene Nachkommen können eine tiefe Trauer auslösen. In Ihrem Artikel »kinderlose Menschen trauern – anders« beschreibt Beatrix Weidinger-von der Recke (2015) die Schwierigkeit, um etwas zu trauern, was nie existiert hat. Für das Leiden ohne begreifbares Subjekt bestehen keine allgemein gültigen Trauerformen. Sie schreibt: »Ihre Trauer ist wie jede Trauer komplex, leidvoll, individuell und findet innerhalb des gesellschaftlichen Systems statt« (ebd., S. 32). Die Aberkennung und die gesellschaftliche Negierung ihrer Trauer bedeutet eine weitere massive Kränkung für diese Frauen.

Aber auch Fehlgeburten können heftige Trauer auslösen. Es geht nicht darum, dass das vorgeburtliche Baby »noch kein richtiger Mensch« gewesen ist, wie viele meinen. Das Kind lebt in der Frau nicht mit einer bestimmten Größe, sondern mit seiner bloßen Existenz. Die Traurigkeit und der Schmerz sind Zeichen eines traumatisierenden Abschieds, einer zerstörten Hoffnung auf eine Elternschaft.

Ähnliches offenbart die Studie einer chinesische Forschergruppe. Diese konnte an 20.300 Schwangeren folgende Daten ermitteln: Werden Frauen nach einer Fehlgeburt erneut schwanger, sind sie dabei deutlich häufiger depressiv (2,5-fach) und ängstlich (2,7-fach) als Frauen mit einer ersten Schwangerschaft. Solche Frauen brauchen nach Meinung der Autoren psychosomatische Unterstützung, um die neue Schwangerschaft aufrechtzuerhalten.

Über die Jahre hinweg konnte ich selbst Folgendes beobachten: Solange noch genügend Geld vorhanden war, haben einige Frauen bis zu zehn, manchmal sogar mehr, assistierte Befruchtungen durchgeführt. Nach einem Fehlschlag wurde im Internet oft nach neuen Behandlungen oder nach einem neuen Kinderwunschzentrum Ausschau gehalten, das sich verlockender präsentierte. Diese unermüdlichen Versuche waren die Abwehr einer drohenden Depression als schlimmeres Leiden. Wenn das Machen aufhört, droht das Sein in einen Abgrund zu führen. Ich habe dieses Verhalten reproduktive Sucht genannt. Sie besteht im Programm des Tuns, im Warten, der Aufregung, der Spannung, dem Höhepunkt, der Erregung, in dem tiefen Fall beim Fehlschlag. »Jede IVF ist wie eine Versuchung. Ich habe Blut geleckt wie der Teufel, der sagt: Versuch es doch! Sonst bist Du nicht dabei beim Lotteriespiel. Ich fühle mich voll im Sog der Fruchtbarkeitsbehandlung«, sagte eine Patientin.

Solche Frauen leben in einem heftigen Wechsel zwischen Hoffnung und Verzweiflung, wie »in einer Achterbahn der Gefühle«, der in seinem Verlauf an eine manisch-depressive Psychose erinnert.

Es ist inzwischen offenkundig, dass Fruchtbarkeit auch ohne körperliche Störungen der Geschlechtsorgane heutzutage oft schwierig zu erlangen ist. Der entscheidende affektive Zustand ist dabei der Stress. Unsere Lebensweise schafft nicht nur weniger Fertilitätsfenster, in denen eine Zeugung möglich ist (gesellschaftliche Gründe wie Fernbeziehungen, ein späteres Heirats- und Gebäralter), sondern viele Menschen sind zudem Stress ausgesetzt, sei es beruflich, sozial, emotional oder durch Umweltfaktoren. Stress verhütet, erhöht daher das Risiko von Unfruchtbarkeit, wie inzwischen viele wissenschaftliche Untersuchungen zeigen. Für einige vorgeschädigte Frauen mit einem schwachen Ich ist dabei bereits der Wunsch oder der Versuch, schwanger zu werden und ein Kind in die Welt zu setzten, ein unlösbarer emotionaler Stress, erst recht bei länger anhaltender Unfruchtbarkeit oder bei den technischen Befruchtungsmaßnahmen.

Lange Zeit war empirisch nicht nachzuweisen, dass Stress (auch als Grund oder Folge einer Kinderwunschbehandlung) eine wesentliche Ursache für Fertilitätsstörungen ist, obwohl klinische Beobachtungen und psychoanalytische Beschreibungen mithilfe von Einzelfallstudien eine deutliche Richtung hin zu einer Psychopathologie wiesen. Ich selbst habe etliche Fälle aus meiner Praxis veröffentlicht, bei denen transgenerationelle Verstrickungen, Beziehungskonflikte, vermehrte Ängste und Depressionen oder prä- und perinatale Traumata ursächlich für ihre Unfruchtbarkeit waren, die durch Psychotherapie oder Psychoanalyse – mit oder ohne gynäkologische Mithilfe – gelöst werden konnten.

Bereits 1982 beschrieb ich anhand einer Untersuchung an 37 zufällig ausgewählten Patientinnen mit einem erhöhten Wert für Prolaktin, dem Still- aber auch Stresshormon, dass durch Überforderung entstandene Erregungen und Belastungen bei früh traumatisierten Frauen häufig zu dieser pathologischen Hormonproduktion führen und dies eine Sterilität zur Folge haben kann (Auhagen-Stephanos, 1982). Viele dieser Frauen befanden sich in einer schwierigen seelischen Situation und hofften, mit dem bekannten Abwehrmechanismus einer Flucht nach vorn durch eine (weitere) Schwangerschaft von diesem Leid erlöst zu werden.

Die psychologischen Theorien zur Unfruchtbarkeit (Apfel & Keylor, 2002; Milden, 1989) gehen von einem integrativen psychobiologischen Modell aus. Der unerfüllte Kinderwunsch ist ein »Stress«, der die Seele, den Körper, die intimen Beziehungen und das soziale Gefüge untergräbt – vergleichbar mit einer HIV-Erkrankung oder Krebs. Der emotionale Aufruhr verändert das neuroendokrine System in einem Circulus vitiosus bei jedem missglückten Versuch in steigendem Maße. Der Verlust von Elternschaft wiederum ruft Gefühle von Kummer, Angst, Schuld, Verzweiflung, Depression, Wut, Neid, Nutzlosigkeit und magisches Denken hervor. Unfruchtbarkeit und deren Behandlung reaktivieren vorangegangene Verluste und ungelöste verborgene psychosexuelle und objektbezogene Konflikte. Apfel weist damit in die gleiche Richtung, dass der Stress, die emotionale Belastung der Betroffenen, aus ihrer Vorgeschichte gespeist wird, sich aber mit längerer Dauer verstärkt und sich chronifizieren kann.

Inzwischen konnte in vielen Studien nachgewiesen werden, dass Stress Empfängnisprobleme bereitet. So ist es Lynch et al. (2014) gelungen, in den USA eine prospektive empirische Untersuchung zu dieser Problematik durchzuführen, die den Stress in Relation zur Wartezeit auf eine Schwangerschaft *(time to pregnancy)* zum Inhalt hat. Wie sie anhand von 373 unbehandelten gesunden Frauen zeigen konnten, hatten diejenigen von ihnen, die in ihrem Speichel eine hohe Konzentration des Stressmarkes Alpha-Amylase aufwiesen, eine um 29 Prozent verminderte Fruchtbarkeit. Dieser sehr wichtige Befund unterstreicht die Bedeutung psychischer Faktoren bei der Entstehung einer Schwangerschaft.

Eine weitere Studie (van Stegeren et al., 2008) kommt zu dem Schluss, dass psychologische Stressoren einen deutlicheren Anstieg der Alpha-Amylase hervorrufen als körperliche Stressoren. Vor der Anwendung einer assistierten technischen Reproduktion (*artificial reproductive technology*, ART), die für Frauen und deren Kinder nicht ohne Risiken ist, wie Lynch feststellt, sollten die Frauen daher zunächst für eine Stressreduktion sorgen. Neben Entspannungstechniken nennt er Erfolge durch Verhaltenstherapie, Psychotherapie, und Antidepressiva.

Chronischer und körperlicher Stress erhöht im Gegensatz zu seelischem Stress infolge der Aktivierung der HHN-Achse (Hypothalamus-Hypophysen-Nebennierenrinden-Achse) eher das Stresshormon Cortisol, welches den Menstruationszyklus der Frau stören kann.

Reproduktionsmediziner aus San Diego, Kalifornien (2004) vergleichen die Erfolgsrate der künstlichen Befruchtung von 151 Frauen mit ihrem Gemütszustand, den sie selbst auf Fragebögen beschreiben. Gestresste Frauen, die sich um Gesundheit, Arbeit oder Finanzen Sorgen machen, produzieren 20% weniger Eizellen als entspannte Frauen und sie hatten auch 20% weniger Erfolg bei der Befruchtung. Die Misserfolgsrate stieg sogar auf 30% Unterschied bei den Frauen, die sich um die verpasste Arbeit und die medizinischen Prozeduren der Fruchtbarkeitsbehandlung Sorgen machten.

An diese Überlegungen betreffs des Stressniveaus unfruchtbarer Frauen während ihrer Versuche, ein Kind zu bekommen, schließen zwei alarmierende Studien dänischer Wissenschaftler an. Über die erste Studie (Svahn et al., 2015) berichtet die FAZ vom 5.8.2015 unter dem Titel: »Die Psyche leidet nach schwieriger Zeugung«. Nachkommen von Müttern, die Schwierigkeiten hatten, ein Kind zu empfangen und wegen Unfruchtbarkeit behandelt wurden, haben, so der Bericht, ein signifikant höheres Risiko, psychisch zu erkranken. Ein Forscherteam der dänischen Krebsforschungsgesellschaft untersuchte die Daten von nahezu zweieinhalb Millionen Kindern, die zwischen 1969 und 2006 geboren worden waren. 5% dieser Kinder stammten von Müttern mit Fertilitätsproblemen ab. Das Risiko dieser Kinder, wegen einer psychischen Störung aufzufallen, lag im Mittel um 23% höher als das einer Vergleichsgruppe und reichte von 6 bis 46%. Unter den psychiatrischen Erkrankungen kamen Schizophrenie, affektive Störungen wie Depressionen, ADHS und Abweichungen der psychischen Entwicklung vor. Offen ist die Tatsache, ob die Unfruchtbarkeit als solche oder die Manipulationen während der Behandlung für das erhöhte Krankheitsrisiko dieser Kinder verantwortlich sind.

Die zweite Studie über psychiatrische Störungen bei Frauen mit Fertilitätsproblemen (Baldur-Felskov et al., 2013) untersucht fast 100.000 dänische Frauen, die von 1973 bis 2008 an Unfruchtbarkeit litten. Die Ergebnisse zeigen, dass die Frauen, die nach der Behandlung keine Kinder bekamen (45,5%), gegenüber den Frauen mit Kindern statistisch ein wesentlich größeres Risiko hatten, psychiatrisch zu erkranken. Hierbei kamen sämtliche mentale Störungen ebenso wie der Missbrauch von Alkohol und Suchtmitteln vor. Das Risiko dieser Frauen, wegen psychiatrischer Störungen hospitalisiert zu werden, war gegenüber der Kontrollgruppe um 17% erhöht. Die Autoren zitieren andere Studien, die über ein hohes Vorkommen von Stress, depressiven Symptomen und psychiatrischen Störungen bei unfruchtbaren Frauen berichten, welches mit zunehmender Behandlungsdauer und negativem Behandlungsausgang zunimmt.

Nicht nur in meinen bisherigen Ausführungen wird der Eindruck erweckt, dass Fruchtbarkeit ein rein weibliches Thema ist. Dabei ist dies aber keineswegs der Fall. Der männliche Teil ist allerdings in der seelischen Bearbeitung dieses

Themas deutlich unterrepräsentiert. In den über 30 Jahren meiner psychotherapeutischen Praxis habe ich nicht einen einzigen Mann erlebt, der wegen dieser Frage allein, ohne Begleitung seiner Partnerin, in meine Sprechstunde kam. Einige wenige kamen – mit ihren Frauen. Unfruchtbarkeit ist nur eine Momentaufnahme und kann nur zwischen zwei Menschen entstehen. Das Thema scheint vom Mann verdrängt zu werden, ist jedoch nicht ohne Blick auf ihn zu beantworten.

Auf der biologischen Seite nimmt der Anteil der männlichen Ursachen in den letzten Jahren deutlich zu. Die Spermienzahl der Männer hat sich aus bislang noch nicht vollständig geklärten Ursachen in den letzten 60 Jahren um die Hälfte verringert. Nach statistischen Angaben in Frankreich ist einer von sechs Männern von ein Spermienstörung betroffen. Fast die Hälfte der Behandlungen mit assistierter Befruchtung beruht auf männlichen Fertilitätsstörungen. Sie müssen meist mit einer ICSI (intracytoplasmatische Spermieninjektion, bei der ein einzelnes Spermium direkt in das Ei mit einer Laserpipette eingeführt wird) behandelt werden. Wie bei Frauen ist außerdem auch bei Männern Stress ein Störfaktor, der die Zahl der Spermien deutlich sinken lässt. Zudem sind inzwischen viele moderne Gefahrenquellen bekannt, die die Spermienqualität und damit die Fertilität mindern. Wie epigenetische Marker belegen, bewirkt Übergewicht eine Veränderung der genetischen Muster, die wiederum zu einer Veränderung des Erbgutes führt. Doch auch weitere Faktoren sind für die Spermien gefährlich: Fahrradsattel, Sauna, Alkohol, schlechter Schlaf und die WLAN-Strahlung der Handys in der Hosentasche.

Wie beim weiblichen Geschlecht sind auch hier moderne Hilfen im Kommen. Inzwischen ist es gelungen, in vitro funktionsfähige menschliche Spermien zu züchten, die in den kommenden Jahren die männliche Fruchtbarkeit wiederherstellen sollen. Es sind auch schon Vorstufen von Spermien aus männlichen Hautzellen gewonnen worden. Ferner haben deutsche Forscher mithilfe eines 3D-Druckers winzige spiralförmige Mikromotoren, sogenannte »Spermbots«, entwickelt, die träge schwimmende Spermien in einem rotierenden magnetischen Feld direkt zu einer Eizelle navigieren können.

Gesunde Spermien sind wahre Bewegungskünstler. Sie können ihren Schwimmstil wechseln, um die Eizelle zuerst zu erreichen. Wenn sie sich in Gruppen von zwei bis vier aneinanderlagern, nimmt ihre Geschwindigkeit signifikant zu. Durch Art und Geschwindigkeit der Rotation ihres Kopfes können sie in unterschiedliche Richtungen schwimmen. Wettkampf und Konkurrenz scheint ihnen angeboren zu sein (Babcock, 2014).

2 Früheste pränatale Entwicklungen und Prägungen

Zeit der Zeugung

Platon war noch der Meinung, die Zeugungen von Körpern und Ideen hätten nichts miteinander zu tun. Es ist auch heute noch nicht Allgemeingut, die Schwangerschaft als einen physiologischen *und* geistigen Prozess – und damit das Kind als ein Produkt des Körpers *und* des Denkens – zu betrachten.

Hildebrandt (2016) hält in einer Stellungnahme zur »Konstanzer Gewalt-Studie« zutreffend fest, dass der noch junge Wissenschaftszweig der pränatalen Psychologie noch immer ein schweren Stand habe und die vorhandene Skepsis vor allem darin begründet sei, dass unser heutiges Verständnis von Wissenschaftlichkeit vor allem auf der quantitativen Beweisführung beruht, die im pränatalen Erlebnisraum nur schwer zu realisieren sei.

Wir können heute die Augen nicht mehr davor verschließen, dass der Beginn der Psychologie eines Menschen seinem konkreten Lebensanfang mit der Empfängnis weit voraus eilt. Wie Evertz, Janus und Linder in ihrem Vorwort ausführen, muss »die individuelle Lebensgeschichte von ihren wirklichen Anfängen her betrachtet werden. Denn der individuelle Mensch entsteht zweifellos in den Gefühlstraditionen von Eltern und Vorfahren« (Evertz et al., S. V).

Oder die Elternschaft beginnt bereits – wie Hildebrandt ausführt – vor der Zeugung mit einer Haltung zu ihr als soziobiologischem Phänomen. Ein Mensch nimmt, so meine ich, präkonzeptionell mit dem Wunsch seiner Eltern nach ihm bereits eine erste, wenn auch noch vage Gestalt an. Alizade schreibt über den intrapsychischen, präkonzeptionellen Vorstellungsraum:

> »Zwischen einem Menschen und der Erwartung, ein Kind zu bekommen, entstehen viele Fantasien. Mit dem Wunsch oder dessen Ablehnung, ein Kind auszutragen, mit der wirklichen oder imaginären Absicht, es zu empfangen, kommt eine Dynamik von Vorstellungen und Affekten ins Spiel, die sich auf ein noch nicht existierendes Wesen richten, das in diesem Moment aber psychische Realität erlangt und sich als Virtualität einschleicht. Dies sind die psychischen Babys, von denen man träumt und die langsam in allen Ecken und Winkeln der Geschichte der Begierden der menschlichen Subjekte Gestalt annehmen. Das Kind entsteht als ein Projekt vorweggenommener Hoffnungen der Eltern, ein imaginärer Körper, in den sich die vorgeburtlichen Hypothesen der Eltern einschreiben. Später jedoch empfängt das ›Kommende‹, das ›fötale Wese‹, das ›Embryo-Ich‹ den Widerhall dieser Begierden, die sich in einer breiten Palette von Liebe und Hass ausdrücken [...] Das Kind wird zu einem ›gesprochenen Schatten‹ (Aulagnier, 1975)« (Alizade, 2014, S. 43).

Der Zellbiologe B. Lipton, der die neuesten genetischen Erkenntnisse zitiert, fordert von Paaren eine »bewusste Elternschaft«. Er geht sogar so weit, von den künftigen Eltern zu fordern, sie sollten schon einige Wochen, bevor sie ein Kind zeugen, ihrem künftigen Kind gegenüber ein Lächeln einüben: »Die wachstumsfördernde Aufmerksamkeit und der feste Wunsch erzeugt klügere, gesündere und glücklichere Kinder« (Lipton, 2009, S. 171).

Diese Einsichten, die auf den ersten Blick Erstaunen auslösen, sich aber durchaus mit meinen aus der Praxis gewonnenen Erfahrungen decken, bestätigen ebenfalls, »dass Eltern schon in den Monaten vor der Empfängnis als »Gentechniker« ihrer Kinder am Werk sind. In den Endstadien der Eizellen- und Samenreifung findet ein Prozess statt, den man als »genomische Prägung« bezeichnet. Er bestimmt, welche Gruppen von Genen den Charakter des noch zu zeugenden Kindes bilden werden« (2009, S. 171f.). Die Lebensumstände der Eltern vor der Zeugung und vor der Einnistung haben somit auf den Körper und Geist des Kindes einen großen Einfluss. Nach Verny ist es

> »ein Unterschied, ob wir in Liebe, Eile oder Hass empfangen werden, und ob die Mutter schwanger sein will [...] Vom Augenblick der Empfängnis an formt die Erfahrung im Mutterleib das Gehirn und bildet die Grundlage für die Persönlichkeit, Emotionalität und Denkfähigkeit des Kindes« (Verny, 2002, zit. n. Lipton, 2009, S. 172).

Der amerikanische Kindertherapeut David Chamberlain nennt die Eltern die Architekten des Säuglingsgehirns und den Mutterleib die erste Schule, die alle Babys besuchen. Alle Regeln zur Elternschaft müssten seiner Meinung nach geändert werden, denn diese beginnt nicht nach der Geburt, sondern neun Monate vorher. Sonst verpassten sie die wichtigste Kommunikation im Leben ihres Kindes. Der ganze Körper und das Bewusstsein des empfänglichen Fötus entstehen durch Kommunikation, einem biologisch angelegten Grundbedürfnis. Nur Kinder, die in der Mutter eine friedvolle und soziale Bindungserfahrung gemacht haben, könnten eine zivilisierte und friedvolle Gesellschaft aufbauen (Chamberlain, 2009).

Pränatale Anfänge

Die Psychoanalytikerin Bruni Kreutzer-Bohn (2016) hat aus ihrer praktischen pränatalen analytischen Bindungsarbeit drei Leitsätze der vorgeburtlichen Zeit entwickelt, die sie begleiten und ihr als Leitfaden dienen:

1. Die pränatale Bindung ist das früheste Unbewusste, entbehrt jeglicher Mentalisierung, ist ursprünglich, körperlich und wird transgenerativ in die Körperzellen eingeschrieben.
2. Die erste Einheit – die Verbindung von Eizelle uns Sperma – ist eine duale.
3. Entwicklung und Wachstum finden in der Bindungsanalyse im triangulären Beziehungsraum statt (ebd., S. 99).

Auch Bion (1978), den das Thema der Zeugung, der Vorgeburtlichkeit und deren Bezug zum späteren Leben sehr beschäftigt hat, betont in seinen brasilianischen Supervisionen die prägende Bedeutung bereits des ersten biologischen Substrats für die Bildung der unbewussten Seelenwelt. Die Verbindung von Ei- und Samenzelle nennt er die intrauterine Urszene:

> »Die menschliche Einheit ist das Paar. Es sind zwei nötig, um eins zu bilden [...] Wenn die Patientin von ihrem Vater oder ihrer Mutter spricht, spricht sie von ihren Vorfahren, nicht nur von Ei und Samenzelle, sondern von zwei Menschen, die diese Zellen produziert haben. Aber ich meine, sie kann in Wirklichkeit nicht von sich selbst sprechen, ohne zu erkennen, daß sie auch ihre eigenen Vorfahren und ihre Nachkommen ist« (Bion, 1978, zit. n. Wilheim, 1995, S. 132f.).

Weiter:

> »Es ist das Dunkel der Vergangenheit, die wir vergessen haben, über die wir wahrscheinlich nie viel gewußt haben, die Zeit vor der Geburt. Wir wissen nicht, wie

> sich die Gameten, die sich in uns verwandelt haben, sich trafen [...] Wenn Mann und Frau Kinder haben wollen, muß hier die Kommunikation mit den Kindern, die erst zur Welt kommen werden, hergestellt werden« (Bion, 1978, zit. n. Wilheim, 1995, S. 126).

Abgesehen von dem Ausnahmefall einer vorgeburtlichen Bindungsförderung findet eine Triangulierung meines Erachtens bereits in der präkonzeptionellen Idee des liebenden Paares statt, ein gemeinsames Kind in die Welt zu setzen. So ist im Allgemeinen während der gesamten pränatalen Zeit das Bewusstsein einer Dreierbeziehung von Vater, Mutter und Kind gegeben. Unsere heutigen Erkenntnisse über die pränatalen Beziehungen ermöglichen es uns, die Triangulierung im pränatalen, wenn nicht sogar im präkonzeptionellen Bereich zu verorten und – im Gegensatz zum bisherigen Standpunkt der Psychoanalyse – nicht erst in der ödipalen Phase.

So war der Primärtherapeut Graham Farrant (1933–1993) davon überzeugt, dass das vorgeburtliche Leben exakt erinnert wird und von großer psychologischer Bedeutung ist. In einem Regressionsexperiment erlebte er seine eigene Empfängnis. Er betont die Wichtigkeit der emotionalen Vorbereitung der Eltern auf den Akt der Zeugung, weil er eine Zeugung ohne Freude und Liebe für eine unberechenbare Mitgift für das Kind hält. Konzeption und Einnistung können psychopathologische Symptome hinterlassen. Schon er glaubte an die Erinnerung auf der zellulären Ebene, die er zelluläres Bewusstsein nannte. Seiner Überzeugung nach ist jeder Lebensprozess, der keine spirituelle Dimension hat, zum Scheitern verurteilt.

Auch Bion (1991) eröffnet sein Buch *A Memoir of the Future, Book Three: Dawn of Oblivion* mit Notizen über sich als Embryo:

> »Em(bryo)-reif. Dieses Buch ist ein psycho-embryonaler Versuch, einen embryowissenschaftlichen Erlebnisbericht von einer Reise zu geben, die bei der Geburt begann und bis zum Tode führen wird, überflutet von einem pränatalen Wissen, einer Erfahrung und Herrlichkeit, sowie einer selbstvergiftenden Selbstzufriedenheit. Ich wurde von jeglichem Wissen über das Werben meines Spermatozoons und meiner Eizelle verschont, aber viele Jahre später konnte ich erkennen, daß meine Vorfahren eine lange Geschichte hatten, die an dem Tage begann, als eine uralte Samenzelle, auf charakteristische Weise gegen den Strom schwimmend, sich in einem Eileiter einbettete, um dort die unbekannte Eizelle zu erwarten. Die Geschichte meiner Eizelle scheint der Möglichkeit nach nicht zu existieren. Mein Spermatozoon drang stürmisch in das Graafsche Follikel ein, bevor meine Eizelle Zeit hatte, der Penetra-

tion zu entrinnen. Ich kann die Wahrheit solcher Geschichten, die mir viele Jahre später durch ein wissenschaftliches Gerücht bekannt wurden, nicht beschwören. Ich übernehme die Verantwortung für das, was ich erlebt habe, aber nicht für die von den wissenschaftlichen Versionen hergestellten Verdrehungen. Ich erkenne an, dass ich von vernünftigen und erprobten Transkriptionen abhänge: ich kann mich nicht auf das Mitteilen eines ›non-sense‹ einlassen, ohne vom ›sense‹ angesteckt zu werden. Ich will mich nicht aufs neue dafür entschuldigen, daß ich die Sprache der Erfahrung und der Vernunft trotz ihrer Unangemessenheit ausleihe. Meine frühesten Erfahrungen sind die von etwas, von dem mir später bewußt wurde, dass ›Ich‹ es war. Die Druckveränderungen der Flüssigkeit, die mich umgab, variierten, sie gingen von dem, was Ich beglückend nannte, bis zu dem, was Ich schmerzvoll nannte. Als ich erst drei oder vier Somiten alt war, empfingen meine optischen und auditiven Höhlen Licht und Ton, Dunkelheit und Stille, die die Grenze des Angenehmen und des Unangenehmen nicht überschritten, aber sie machten, daß ich mich einige Male eher unbeseelt als beseelt fühlte« (Bion, 1991 S. 429, zit n. Wilheim, 1995, S. 75f).

Entsprechend dieses umfassenden Verständnisses von Psychoanalyse macht Bion eine wichtige Bemerkung über ihre Zukunft, von der ich mich in meinem psychoanalytischen Ansatz bestätigt fühle:

»Eins der Probleme, denen sich die Psychoanalytiker gegenübersehen, ist das der Entwicklung der Psychoanalyse […]. Es ist sehr schwierig, die Verantwortung für ihren Fortschritt zu übernehmen. Aber wenn wir es nicht tun, wird es jemand anders tun, und er wird es weniger gut tun als wir […]. Folglich ist es wichtig, daß die Psychoanalytiker und die psychoanalytischen Institutionen sich der Psychoanalyse annehmen, damit sie überleben kann. Gleichzeitig soll jeder einmal qualifizierte Analytiker sich frei fühlen, um von seinen entwickelten Fähigkeiten in der Richtung, die er für die richtige hält, Gebrauch zu machen, was die Erforschung von Dingen, die sogar rein physisch und ohne Interesse für uns erscheinen könnten, einschließt« (Bion, 1974 [1973], Vortrag Nr. 8, S. 101, zit. n. Wilheim, 1995, S. 76).

Ein weiterer Vertreter der Regressionstherapie, der die Bedeutung des vorgeburtlichen Lebens hervorhob, ist R.D. Laing, der 1976 in England das Buch *Facts of Life* veröffentlichte, wobei er sich an Francis Mott anlehnte. Ich zitiere aus diesem Buch:

»Mich auf die Autorität der Biologen stützend, verstehe ich, daß wir, biologisch gesprochen, alle auf dieselbe Weise unseren Anfang nehmen: aus einer Zelle, aus irgendeinem Punkt des Eileiters oder des Uterus der Mutter. Diese Zelle ist das Resultat der Vereinigung von zwei Zellen, einer der Mutter, der Eizelle, und der anderen des Vaters, der Samenzelle. Das Erscheinen dieser Zelle war der Beginn jener Gesamtheit von Zellen, aus der ohne Ausnahme die Zellabkömmlinge der ersten Zelle bestehen. Die Umgebung wird seit den Uranfängen meines Lebens von der ersten Zelle registriert. Was der ersten geschieht, die ich bin, kann durch alle unseren ersten Zelleltern folgenden Generationen zurückstrahlen. Dieses mein erstes Ich enthält alle meine genetischen Erinnerungen [...] Wie viele Empfängnisse mögen gewünscht worden sein? Wie mögen nur viele von uns von der Empfängnis gewünscht worden sein, aber nicht um von der Implantation angenommen zu werden? Für wie viele von uns wäre es nicht besser gewesen, wenn sie am Anfang eine negative Antwort bekommen hätten? Wie viele erreichen nie die Implantation? Wie viele abortieren spontan? Wie viele werden abgetrieben? Wie viele provozierte Abtreibungen gehen fehl? Wie viele spontane Aborte scheitern? Von denen, die die Geburt erreichen, waren wie viele ersehnt vom Anfang bis zum Schluß? Viele von uns werden gegen den Willen der Eltern empfangen worden sein und hingen an einem Faden im Mutterleib, während bewusste und unbewusste Versuche gemacht wurden, sie vor oder nach der Implantation zu zerstören. Es ist der größte Unterschied der Welt, angenommen oder zurückgewiesen zu werden, in einer herzlichen oder feindseligen Umwelt aufgenommen zu werden. Welche Art der Aufnahme erwartet jeden Neuankömmling? Kann das Ja oder Nein auf dieser Stufe durch alle Generationen aus dieser unserer ersten Zelle hindurch zurückstrahlen?« (Laing, 1976, Fragmente aus Kap. 3, S. 26–32, zit. n. Wilheim, 1995, S. 76f).

Über die Implantation schreibt Laing:

»Die Sekrete der Uterushöhle können ruhig oder stürmisch sein, überreichlich oder knapp. Man kann im Verlauf der Reise wirbeln, sich drehen, schwimmen, fliegen, gegen Felsen geworfen, an Land getrieben und wieder weggespült werden. Viele Abenteuer können vor der endgültigen Implantation geschehen [...] Die Einnistung kann so schrecklich oder so wunderbar sein wie die Geburt und in unser Leben zurückstrahlen, widertönen in Erfahrungen von Angesaugt-, Unterstützt-und Angenommenwerden beim Versuch einzutreten, aber zurückgewiesen werden. Beim Sterben vor Ermüdung und Erschöpfung, hilflos, machtlos [...] Die Sekrete, die uns im Uterusschlauch ernähren oder uns verhungern lassen in den ersten siebeneinhalb Tagen vor der Einnistung werden von den Embryologen die ›Uterusmilch‹ genannt [...] Die Geburt ist die Umkehrung der Einnistung und die Aufnahme, die wir in der postnatalen Welt finden, schafft in uns eine unserer ersten Annahme

> durch unsere pränatale Welt vergleichbare Resonanz« (Laing, 1976, Fragmente aus Kap. 5, S. 36–63, zit. n. Wilheim, 1995, S. 76f).

Laing teilt das vorgeburtliche und frühe Leben in sieben Teile: von der Empfängnis bis zur Einnistung, von der Einnistung bis zur Geburt, postnatales Leben, Mutter vor der Empfängnis, Mutter von der Einnistung bis zur Geburt, Mutter nach der Geburt.

Inzwischen gibt es viele wissenschaftstheoretische und psychotherapeutische Zeugnisse darüber, wie Zeugung und vorgeburtliches Leben unsere körperliche und seelische Gesundheit, unseren Charakter und unsere Beziehungsmuster bestimmen. Insbesondere wurde und wird darüber geforscht, welche bleibenden kindlichen Schädigungen solche Kinder aufweisen, die infolge von Stress, Angst, Depression, Verletzungen oder Ablehnung der werdenden Mutter pränatal traumatisiert sind. In diesem Zusammenhang sind die empirische Wissenschaft, die Hirn- und Stressforschung zu nennen (u. a. T. Verny, V. Glover, P. G. Fedor-Freybergh, B. Van den Bergh, P. Schindler, P. D. Gluckman, M. A. Hanson sowie M. Schwab). Alle diese Autoren sind sich darüber einig, dass das seelische Erleben eines Menschen nicht erst nach seiner Geburt, sondern vor allem durch die vorgeburtliche Zeit dauerhaft geprägt wird.

Der Pränatalpsychologe und Psychotherapeut T. R. Verny beschreibt etliche mütterliche Stressfaktoren, die bleibende Störungen der Hirnreifung und der psychischen Entwicklung des vorgeburtlichen Kindes bedingen. Die kumulative Wirkung der Gesundheitsrisiken von schwachen Dysregulationen in verschiedenen Systemen kann erheblich sein, selbst wenn jedes für sich genommen nur einen minimalen und unbedeutenden Einfluss auf die Gesundheit hat (Verny, 2014, S. 50–69).

Die belgische Epidemiologin und Entwicklungspsychologin Bea Van den Bergh hält die gegenseitige Abhängigkeit (Interdependenz) von Entwicklungseinflüssen, Genen und Umgebung für wahrscheinlich. Die Schwangerschaft und die frühe postnatale Zeit bieten eine Fülle von Risiken. Sie stellt fest:

> »Entwicklung ist ein aktiver Prozess, der sich als eine Funktion des kontinuierlichen Dialogs zwischen dem Individuum und seiner Umwelt abspielt [...]. Wie vorklinische, klinische und epidemiologische Forschung bewiesen haben, können solche Verletzungen zu einer veränderten Programmierung der Gewebestrukturen und Funktionen führen. Diese prädisponieren das Individuum für spätere Verhaltensstörungen, Lernschwierigkeiten, atypische oder verspätete kognitive Entwicklung, kognitive Defizite, Psychopathologie sowie körperliche Krankheiten wie Krebs,

> kardiologische und neuroendokrine Störungen. […] Sowohl die pränatale als auch die frühe postnatale Zeit sind Ziele für innovative, präventive und eingreifende Strategien« (Van den Bergh, 2011, S. 19–22; Übers. d. A.).

Auch der Jenaer Neurologe Matthias Schwab von der Arbeitsgruppe »Fetale Hirnentwicklung und Programmierung von Erkrankungen im späteren Leben« fasst zusammen:

> »Erhöhte fetale Kortisolkonzentrationen, sei es aufgrund fetaler Mangelversorgung, Stress oder pränataler Gabe von Glukokortikoiden, führen zu Störungen der Hirnentwicklung. Darüber hinaus induzieren sie […] eine dauerhafte Desensitivierung von Glukokortikoidrezeptoren im Hippokampus, die […] eine erhöhte Stresssempfindlichkeit im späteren Leben bewirkt. Die Störungen der Hirnentwicklung und die dauerhaft erhöhten Kortisolspiegel induzieren subtile kognitive Störungen, Verhaltensauffälligkeiten und eine Prädisposition für depressive und schizophrene Erkrankungen« (Schwab, 2009, S. 13).

Das Kortisol kann entweder über die Plazenta in den kindlichen Körper gelangen oder von ihr selbst als Kortikoliberin gebildet werden. Dadurch gehen die Systeme von Mutter und Kind von einer Wachstumshaltung in eine Schutzhaltung über, die vermehrte Angst behindert Wachstum und Intelligenz. Über diesen Zustand empfängt die Zygote, die befruchtete Eizelle, schon vor ihrer Einnistung auf dem Weg vom Eileiter zur Gebärmutter entscheidende Botschaften. Erkennt sie Mängel, verlangsamt sie ihr Wachstum, »um sich auf das postpartale Überleben in einer nährstoffarmen Umwelt vorzubereiten«, was den werdenden Menschen später für Herzkrankheiten und Bluthochdruck empfänglich macht (D. Barker, 2009, zit. n. R. Karr-Morse & Wiley, 2013, S. 80). Wie wir daraus erkennen können, verfügen Zellen vor und nach der Zeugung über die Möglichkeit, Informationen aus der Umwelt zu verarbeiten und ihr Verhalten darauf einzustellen.

Neben der Empirie gibt es eine vielfältige, gut dokumentierte pränataltherapeutische Szene, zu der Regressionstherapie, Baby- und Körpertherapie, katathym-imaginative Psychotherapie sowie die pränatale Dimension in der Kinder- und Erwachsenenpsychotherapie – tiefenpsychologisch und analytisch – gehören. Hier sind unter anderem. F. Mott, T. R. Verny, R. D. Laing, D. Chamberlain, K. Terry, W. Emerson, J. Raffai, F. Renggli, P. Schindler, R. Hochauf, K. Käppeli, J. Van der Wal, G. Graber, S. Grof, R. Verdult und L. Janus zu nennen.

Die zahlreichen und vielfältigen wissenschaftlichen Erkenntnisse, welche die essenzielle Bedeutung der vorgeburtlichen Bindung für eine gesunde körperliche und seelische Entwicklung des Kindes in der vorgeburtlichen Zeit beweisen, sind längst nicht mehr neu. Seit Langem weiß man, dass emotionale Botschaften der schwangeren Mutter in neurochemische Botschaften übersetzt vom Fötus empfangen und verstanden werden. Bowlby (1982) hat schon auf die wichtigen biologischen Funktionen von Bindung hingewiesen. Bindung ist neben der emotionalen Entwicklung eine biologische Schutzfunktion, welche das Überleben des Organismus bei Gefahren in der Umgebung sicherstellen soll (Bowlby, 1982, zit. n. Verdult, 2014, S. 213).

Pränatale Programmierung

Der belgische Entwicklungspsychologe und Psychotherapeut Rien Verdult (2014) beschreibt die früheste Programmierung des Embryos und entwickelt ein hypothetisches Modell der pränatalen und perinatalen Bindungsentwicklung, die auf dem epigenetischen Entwicklungsmodell von Erik H. Erikson, einem Vertreter der psychoanalytischen Ich-Psychologie, aufbaut: Zellen haben auch ein Gedächtnis, das heißt, sie lernen aus Erfahrungen. Konzeption ist nicht nur ein biologischer Prozess der Verschmelzung von Spermium und Eizelle. Die Konzeption ist die erste existenzielle Begegnung und die Verkörperung der Seele. Schon die Zygote reagiert sehr empfindlich auf ihre Umwelt und kann diese Erfahrungen in ihrem zellulären Gedächtnis speichern in einer Art von Membranänderung. Diese allerersten Eindrücke nennt man »Imprints«, sie stellen die Vorläufer der späteren körperlichen Empfindungen, Gefühle, Emotionen und Gedankenmuster dar. Nach Verdult werden sich »in einer liebevollen Konzeption die Zellen einander zuwenden, sich öffnen und verbinden. In einer traumatischen Konzeption werden sich die Zellen eher zurückziehen, sich abwenden und verschließen« (Verdult, 2014, S. 209).

Nach dem epigenetischen Prinzip hat die Erfahrung der Konzeption Auswirkungen auf das ganze Leben. Verdult beschreibt in der pränatalen Zeit vier sensible Entwicklungsperioden der Bindung. Dies sind die Konzeption, die Einnistung, die Entdeckung und die Nabelschnurgefühle. Diesen Momenten ordnet er bestimmte Bindungsmotive und Entwicklungskrisen zu. Die Konzeption als erste Begegnung beinhaltet die Entwicklungskrise Urvertrauen in das Leben vs. Urhemmung/Urangst, die Einnistung als erste Verbindung die Krise Leben oder Sterben, das Motiv der Entdeckung als erste Erkenntnis das Erwünschtsein vs. Ungewolltsein, und die Nabelschnurgefühle als erster Austausch beziehen sich auf die Krise Förderung vs. Deprivation oder Vergiftung.

Entsprechend nennt Verdult drei Stadien der neurobiologischen Gehirnentwicklung in Bezug auf sein Arbeitsmodell der Bindung: Die frühen Imprints oder Prägungen bestimmen die embryonale Bindung, die dann folgende Programmierung des autonomen Nervensystems und der HHN (Hypophyse-Hypothalamus-Nebennierenrinde)-Achse prägen die fötale Bindung und die postnatalen psychosozialen Interaktionen schließlich die postnatale Bindung. Der Autor beschreibt in seinem Artikel die Folgen von Traumatisierungen in diesen frühen Stadien des menschlichen Lebens.

Regressionstherapeuten, Entwicklungspsychologen und Kindertherapeuten in aller Welt haben mit ihren Klienten Erfahrungen von Zeugung und Vorgeburtlichkeit gesammelt und vielfach beschrieben. Früheste emotionale Erfahrungen können vermutlich in bestimmten Situationen erinnert werden.

Klaus Evertz, bildender Künstler, Kunsttherapeut und Kunstanalytiker, zeigt anhand der kunsttherapeutischen Arbeit mit Sterbenden, »dass der Mensch am Ende seines Lebens intuitiv innere Bilder des Lebensanfangs rekapituliert, um sich seines Kontinuums zu versichern« (Evertz. 2014, S. 480). Er hat das Konzept »Lebensbogen« entworfen, für welches er einen therapeutischen Resonanzraum zur Verfügung stellt, um durch die therapeutische und künstlerische Arbeit am unverarbeiteten Schmerz eine versöhnlichere Einstellung zum eigenen Tod zu finden. Der Lebensbogen von der Zeugung bis zum Tod ist eine häufige Erfahrung »der Menschen in den Tagen vor dem Tod, in denen explizit Lebensanfang und Lebensende in einen direkten Kontext gesetzt werden« (ebd., S. 481). Da die Kunst nach Evertz das Symbolsystem ist, das die größte Körpernähe hat, »finden sich in den nonverbalen Ebenen der künstlerischen Ausdrucksformen präverbale und präsymbolische Erinnerungsformen [...] Früheste vorsprachliche Traumatisierungen sind direkt durch künstlerische Medien ausdrückbar« (ebd., S. 499). Bestimmte ästhetische Muster weisen für ihn auf prä- und perinatale Traumatisierungen hin.

Immunsystem und Epigenetik im pränatalen Raum

Eine große Rolle bei Empfängnis, Schwangerschaft und Geburt spielt das Immunsystem. Im Thymus werden zwei Arten von Immunzellen gebildet. Dies sind einerseits die T-Lymphozyten, die sogenannten Killerzellen, denen als Offiziere bei den Streitkräften des Immunsystems die Aufgabe zukommt, Kampftruppen gegen Krankheitserreger zu schicken. Ihre Gegenspieler sind die sogenannten regulatorischen T-Zellen, die Ammen- oder Helferzellen, die vor allem Autoimmunreaktionen verhindern und Schwangerschaften aufrechterhalten. Sie müssen die befruchtete Eizelle und das ungeborene Kind im Mutterleib vor Angriffen der Killerzellen schützen. Denn das Kind hat die Hälfte seiner Gene vom Vater und verkörpert somit immunologisch einen Fremdkörper.

Neue histologische Forschungen zeigen, dass die pathogenetischen Wurzeln der Präeklampsie, der sogenannten Schwangerschaftsvergiftung, bereits bei der Einnistung gelegt werden. Schon hier sei eine Störung der mütterlichen Immuntoleranz gegen das kindliche Antigen am Werk. Klinischen Beobachtungen zufolge bestehen subtile Verbindungen zwischen immunologischen und emotionalen Prozessen. Das Immunsystem lässt sich von unseren Gefühlen steuern. Es ist umso potenter, je mehr Freude und Glück wir empfinden. Emotionale Öffnung und Entspannungsverfahren stärken das Immunsystem, wie die Psychoneuroimmunologie beweist (Schubert, 2011). Alle positiven Empfindungen sind eine wirksame Waffe gegen das Kreuzfeuer, das den Embryo bei seinen Einnistungsversuchen erwartet.

Eine erhöhte Menge an Killerzellen im mütterlichen Blut ist daher bei der Befruchtung sowie während der gesamten Schwangerschaft ein Risiko. Das viel gepriesene Paradies des Mutterleibes benötigt also eine intensive Zusammenarbeit von Kopf und Bauch, Biologie und Psychologie. Denn die Schwangerschaft ist ein zelluläres biologisches Ereignis und benötigt einen Dialog, der auf der zellulären Ebene wirksam ist! Für die Vorbereitung einer Schwangerschaft geht es also um eine Feinmodellierung des Immunsystems, die wir mit dem in Kapitel 4 beschriebenen Mutter-Embryo-Dialog erreichen können.

Hierzu sollen bereits einige Beispiele angeführt werden: Meine Patientin Anke schreibt ihrem Embryo sofort, als sie ihn auf dem Bildschirm sieht, Lebenskraft und Lebensstärke zu, »weil er so gesunde, kräftige Zellen hat. Jemand, der das ganze Tamtam überlebt hat, auch das Einfrieren, hat biologisch gute Startchancen«. Michaela:« Meine befruchteten Eizellen sind A-Qualität, da ist der Lebenswille so groß!« Anja: »Ich bin auch manchmal ein Embryo, und das fühlt sich so wohl an, das tut mir immer sehr gut!« Elke: »Wenn da ein Leben, ein Wille, ein Wunder, ein Mensch ist, dann geht es jetzt weiter!« Carla: »Schatzi, du bist ein ganz, ganz süßes Embryo. Ich habe mich ganz arg gefreut, als ich dich gesehen habe. Und ich freue mich ganz arg, dass es dich gibt. Ich will, dass du bei mir bleibst. Ich würde mich so freuen, wenn wir uns bald sehen. Ich hab dich furchtbar lieb – jetzt schon! Pass gut auf deinen Bruder auf! Und ich bin ganz sicher, dass du dich ganz prächtig entwickelst.«

Durch mentale Konzentration, die in ihren Worten Ausdruck finden, waren diese Patientinnen in der Lage, ein sicheres Gefühl für die Vorgänge in ihrem Körperinneren zu gewinnen und damit einen entspannenden Einfluss auf die physiologischen Vorgänge zu nehmen. Diese Frauen erreichten eine Schwangerschaft.

Neben dem Immunsystem spielt auch die Epigenetik für die Entstehung und gesunde Entwicklung einer Schwangerschaft eine zentrale Rolle, wie die Forschungen der letzten Jahre zeigen. Epigenetik heißt soviel wie Über-oder Nebengenetik, der zweite Code neben den Genen. Erst langsam werden wir uns der Macht der Epigene auf die Gene und damit auf unser gesamtes körperliches und seelisches Leben bewusst. Die Erforschung dieser biologisch-chemischen Strukturen und Handlungsweisen des Epigenoms nennt man Epigenetik. Durch sie wurde nachgewiesen, dass die Verhaltensweisen unserer Vorfahren an die nächste Generation vererbt werden können, was Charles Darwin vor 150 Jahren bereits vermutete, aber falsch interpretierte.

Die Epigene beeinflussen permanent die Wirksamkeit unserer Gene, veranlasst durch unsere Wahrnehmung der Umwelt. Sie sind das biologische Informationssystem, das sich einerseits an unsere Vorfahren und an unsere eigenen frühen Lebensphasen von der Zeugung an erinnert sowie andererseits ständig auf unsere aktuelle Lebenssituation reagiert. Das Epigenom verleiht ferner jeder Zelle ihre Identität und ihre Bestimmung. Es kann beliebig Gene aktivieren oder stumm schalten, das heißt, es entscheidet, welches Gen zu welcher Zeit aktiv ist und welches nicht. Seine Werkzeuge sind sozusagen epigenetische Schalter. Mithilfe von Methylgruppen, Eiweißstoffen in Form von Mikro-RNAs (= Transkriptionsfaktoren) kann es Gene blockieren und dadurch handlungsunfähig machen.

Die Umwelt beeinflusst also das Erbgut und umgekehrt. Damit ist das Epigenom das lange gesuchte Bindeglied zwischen der Umwelt und den Genen, zwischen biologischen und sozialen Prozessen. Deshalb können Erziehung, Liebe, Nahrung, Stress, Hormone, Hunger, Erlebnisse im Mutterleib, Vergiftungen, Psychotherapie, Nikotin, außergewöhnliche Belastungen, Traumata, Klima, Folter, Sport und vieles mehr unsere Zellen umprogrammieren (Spork, 2010, S. 16). Scherzhaft könnte man die beiden Systeme, Gene und Epigene, mit dem alten Bonmot vergleichen: »Der Mann, der ist das Haupt, des Wille muss geschehen. Die Frau, die ist der Hals, die weiß den Kopf zu drehen«.

Im Jahre 2009 entdeckte die irische Ärztin Cathy Allen in ihrer Arbeit mit IVF-Frauen, dass epigenetische Phänomene durch das An-oder Abschalten von ca. 200 Genen in der Gebärmutter darüber entscheiden, ob tatsächlich eine Schwangerschaft eintritt und diese aufrechterhalten werden kann (Allen, 2009a, b). Waren diese Gene stumm geschaltet, gab es keine Schwangerschaft. Allen vermutet, dass hierfür ein biologischer Dialog zwischen dem mütterlichen

Gewebe und dem Embryo verantwortlich ist. Da vielfältig nachgewiesen wurde, dass Stress, Ängste und depressive Verstimmungen die Schwangerschaftsrate schmälern, kann wahrscheinlich ein liebevoll gesprochener menschlicher Dialog zwischen der Gebärmutter der Frau, die Mutter werden will, und dem nach Überleben durch Einnistung suchenden Embryo den biologischen Dialog anstoßen und die notwendigen Gene leichter aktivieren.

Die Epigenetik bietet sich ferner in idealer Weise für die Untersuchung und den Beweis pränatalpsychologischer Denkmodelle an. »Über den Nachweis epigenetischer Effekte könnte es somit erstmals gelingen, den Einfluss intrauterinen Erlebens auf künftige psychosoziale Prozesse auf wissenschaftlich anerkannter Grundlage zu validiere«, so Sven Hildebrandt (2016, S. 86) über die sogenannte Konstanzer Gewalt-Studie. Am Ende seiner Ausführungen zitiert er den Pränatalpsychologen Thomas Verny sinngemäß mit der epigenetisch beweisbaren Feststellung: »Die Ökologie der Gebärmutter beeinflusst die Ökologie unserer Welt« (ebd., S. 88).

Mit der Gewalt-Studie wurden erstmalig belastbare Beweise für nachhaltige Effekte intrauteriner Erfahrungen auf künftige psychosoziale Prägungen des Fötus erbracht. Kinder, deren Mütter während der Schwangerschaft Gewalt von ihren Partnern erlebten, hatten ein signifikant verändertes Erbmaterial. In dieser Studie wurde bei den inzwischen 10- bis 19-jährigen Kindern eine bleibende Methylierung des Glucocorticoid-Rezeptors der Hypophyse-Hypothalamus-Nebennierenrinden-Achse nachgewiesen, der für die Stressregulation im Sinne eines Stressabbaus verantwortlich ist. Wird dieser beschädigt, kann Stress nicht mehr abgebaut werden. Die in der Studie untersuchten Kinder verhielten sich ängstlicher, waren empfindlicher gegenüber Stress und litten häufiger an psychischen Erkrankungen. Ähnliche Stressfolgen habe ich auch bei eigenen Patientinnen beobachtet.

Unter dem Titel »Geschlagen bis ins Blut« berichtet die Frankfurter Allgemeine Sonntagszeitung (24. Juli 2011, Nr. 29) über die Konstanzer Gewaltstudie und stellt vor dem Hintergrund der durch die Epigenetik erbrachten neuen Erkenntnisse in neuem Licht zutreffend fest, dass Gewalt wieder Gewalt gebiert und daran kein Zweifel besteht. Wie aus Forschungen kanadischer Wissenschaftler (Yao et al., 2014) hervorgeht, wird bei trächtigen Ratten der pränatale Stress der nächsten Generation übertragen und ist bis in die vierte nachfolgende Generation nachweisbar. Folgen der Schädigung in den nächsten Generationen waren verkürzte Schwangerschaftsdauer, verringertes Geburtsgewicht, verzögertes Wachstum, erhöhter Blutzuckerspiegel, Veränderungen des mütterlichen Verhaltens sowie verzögerte sensomotorische Entwicklung.

Auch Traumata der Eltern werden über die in den Keimzellen gespeicherten bleibenden Narben an die folgenden Generationen weitergegeben, wie die Wissenschaft inzwischen zeigen konnte. Damit wurde das biologische Substrat für das von vielen Psychoanalytikern beschriebene transgenerationelle Trauma des Holocaust (u. a. Gampel, 2006) gefunden. Unter dem Titel »Geerbte Angst« beschreibt die Zeitschrift *Bild der Wissenschaft* (2/2016), wie Spuren eines Traumas in den Keimzellen hinterlassen werden und dieses damit an die Nachkommen weitergeben wird. Die Tatsache der geerbten Angst ist schon länger aus Tierversuchen bekannt. Nun wagt man sich auch an die epigenetische Forschung am Menschen.

Für uns als Psychoanalytiker sind diese Forschungen ein weiterer wichtiger Hinweis darauf, die pränatale Dimension, die ja von Psychoanalytikern begründet wurde, in unseren Therapien mit zu bedenken und in der Anamnese zu erkunden. Wir sollten immer von der Gesamtbiografie mit Einschluss der vorgeburtlichen Zeit, der Geburt und der frühen postnatalen Zeit ausgehen. Diese Wahrnehmungserweiterung ist damit die Grundlage für die Erfassung der pränatalen Dimension. Otto Rank hat dies in seiner *Technik der Psychoanalyse* bereits 1926 ausführlich erläutert (Rank, 2006 [1926]). Anhand seiner Psychoanalysen hat er gezeigt, dass sich Elemente der Vorgeburt und Geburt in ihnen wiederholen und die pränatale Dimension zu einer Vertiefung der psychoanalytischen Situation führt (Rank, 2007). Wie Rank (2007) und Ferenczi (2004) betonen, sollten diese Elemente als »analytisches Erlebnis« zugelassen und damit der Reflexion zugänglich werden.

3 Fruchtbarkeit in der Reproduktionsmedizin

Anfänge und Entwicklungen der Reproduktionsmedizin

Die ersten Anfänge technischer Eingriffe zur Unterstützung des Entstehens einer Schwangerschaft liegen weit zurück. Bereits im 19. Jahrhundert wurde die Insemination entwickelt, bei welcher mithilfe einer Spritze der Samen des Mannes in die Scheide der Frau eingeschoben wurde. Dieser wird heute direkt in die Gebärmutter eingeführt.

Wenn wir heute von Reproduktionsmedizin (medizinisch assistierte Befruchtung, ART) sprechen, denken wir vor allem an das seit 1978 – der Geburt von Louise Brown, dem ersten »Retortenbaby« – mögliche Verfahren der In-vitro-Fertilisation (IVF), bei welcher der durch Masturbation gewonnene Samen des Mannes außerhalb des Körpers in einer Petrischale mit der – nach hormoneller Stimulation – zuvor den Eierstöcken der Frau entnommenen Eizelle vereinigt wird. Bei dem seit etwa zehn Jahre später möglich gewordenen invasiveren Verfahren, der intracytoplasmatischen Spermieninjektion (ICSI, *intracytoplasmic sperm injection*) wird das Spermium, dem zuvor sein Schwanz gekappt wurde, mithilfe einer Laser-Pipette direkt in eine Eizelle eingeführt. Dennoch kann die eigentliche Befruchtung nicht künstlich, also durch einen Dritten, vollzogen werden. Ob die beiden Zellkerne miteinander interagieren und einen Embryo bilden, bleibt allein den beiden Keimzellen überlassen. Die technische Befruchtung erleichtert lediglich die Transportwege zur oder in die Eizelle hinein. Der Begriff »künstliche Befruchtung« ist daher nicht korrekt. Anstatt von medizinisch assistierter Reproduktion zu sprechen, wäre es stimmiger, von assistierter Befruchtung oder assistierter Empfängnis zu sprechen. Durch diese Wortwahl könnte die zukünftige Mutter leichter zu einem Gefühl von Mütterlichkeit und zu einer inneren Beziehung zum neuen Lebewesen finden.

Überzählige Eizellen, Spermien und Embryonen werden bei –196 Grad Celsius in flüssigem Stickstoff als Fertilitätsreserve tiefgefroren. Dies ist eine weitere sehr problematische Seite der Reproduktionsmedizin. In der Kältestarre steht das Leben fast still, die Alterung geht gegen Null. Das heißt, die Embryonen können uns um Jahrzehnte überleben, für sie besteht nicht unser Zeitlimit. Durch den Kunstgriff, den inneren Raum in einen äußeren zu verwandeln, können wir, so wir wollen, die Zeit verändern. Eine Frau kann sich zwar entspannter fühlen, falls sie noch Kinder möchte, da schon außerhalb ihres Leibes einige Embryonen vorhanden sind. Sie kann sich aber auch schlechter fühlen, falls sie ihr »Kinderprogramm« bereits abgeschlossen hat und sie eines Tages dann ihre bereits gezeugten Embryonen »verwerfen« muss.

Der Umgang mit den Embryonen in den reproduktionsmedizinischen Praxen ist häufig dadurch gekennzeichnet, dass die Embryonen als Gebrauchs- oder gar Verbrauchsmaterial und nicht als menschliches Leben angesehen und behandelt werden. Dies zeigt sich auch daran, dass den betroffenen Frauen – früher häufiger, aber auch heute noch – vorsorglich eine Mehrzahl von Embryonen übertragen wird. Von diesen Föten werden dann ungefähr in der zwölften Schwangerschaftswoche, wenn sich mehr entwickelt haben als gewollt, die überzähligen »reduziert« (= getötet). Die sich hieraus ergebenden seelischen Probleme bei Mutter und Kind stelle ich in den nachfolgenden Fallbesprechungen am Beispiel von Sonja dar.

Die Externalisierung der Keimzellen bietet derzeit schon weitere Optionen: Vor einer Krebsbehandlung werden Eierstöcke oder Spermien tiefgefroren, Jungfrauen können Kinder empfangen, tote Eltern bekommen genetisch eigene Kinder, Mehrlinge können zu unterschiedlichen Zeiten geboren werden, Embryonen erhalten das Zellmaterial von drei Müttern. Generationen können vertauscht werden: Die Mutter trägt ihr Enkelkind aus, der Tochter wird die Gebärmutter ihrer Mutter eingepflanzt, Mütter können mithilfe einer Eizellspende gleichzeitig mit ihren Töchtern und Enkelinnen ein Kind zur Welt bringen.

Die Rechtsprechung muss immer öfter über bisher nie dagewesene Situationen entscheiden. Dabei muss der Tatsache Rechnung getragen werden, dass unser ethisches Bewusstsein sich viel langsamer verändert als die technischen Möglichkeiten. So wurde jetzt erlaubt, dass ein 13 Jahre lang tiefgefrorener Embryo längere Zeit nach dem Tod seiner Mutter geboren werden durfte. In einem Rechtsstreit über die Frage, ob die zweite Ehefrau des Mannes die Kinder austragen darf, die von ihm und seiner ersten toten Frau vor acht Jahren gezeugt und eingefroren wurden (»Kinder einer Toten«, Stuttgarter Zeitung, 23./24. April 2016), hat das erstinstanzliche Gericht zwar entschieden, dass dies unzulässig sei; rechtskräftig ist die Entscheidung allerdings bisher nicht. Die Unterschiede von Alter und Generationen werden abgeschafft – im psychoanalytischen Sinn sind das Zeichen einer Perversion. Es können aber auch – die derzeitige Rechtslage lässt dies zu – überzählige Embryonen gespendet werden, was in manchen Notlagen segensreich sein kann. Diese Spende entspricht allerdings einer vorgeburtlichen Adoption, denn es fehlt dem werdenden Kind jede blutsmäßige Verbindung zu seinen Eltern.

Der Einstieg in die Elternschaft mithilfe der Reproduktionstechniken, im Volksmund künstliche Befruchtung genannt, verbreitet sich zusehends. Wir erleben derzeit eine Revolution der Biologie und der Aufzucht der nächsten Generation. Der Wissenschaftsjournalist Gert Scobel vertritt sogar die Auffassung, dass die Reproduktionsmedizin neben dem Internet und den Neurotechniken unsere Gesellschaft und unsere Kultur am stärksten verändert hat (Themenabend Reproduktionsmedizin am 8.1.2015). Wir sind dabei, uns teilweise von dem evolutionsbiologisch wichtigsten Ereignis, der physischen Zeugung und der damit verbundenen Weitergabe unserer genetischen Information, abzukoppeln. Wer künstlich befruchtet, reproduziert technisch. Am Ende ist der Körper möglicherweise – fern jeder Humanität – nur noch Austragungsort eines genetischen Spiels.

In seinem Buch *Kinder machen. Neue Reproduktionstechnologien und die Ordnung der Familie. Samenspender, Leihmütter, künstliche Befruchtung* (2014), das ich jedem am Thema Interessierten empfehlen möchte, hat Andreas Bernard die Geschichte, die Entwicklung, die heute gängigen reproduktionsmedizinischen Techniken, die Ausblicke, die Einschätzungen, die Philosophie, die Soziologie sowie die Zukunftsvisionen infolge dieser Technik zusammengetragen. Er fasst zusammen: »Zu Beginn des 21. Jahrhunderts arbeiten die Verfahren der assistierten Empfängnis wie kaum ein anderer Bereich an der Modellierung eines neuen Menschenbildes« (Bernard, 2014, S. 23).

Ob die Auffassung Bernards zutrifft, dass die In-vitro-Fertilisation und die intracytoplasmatische Spermieninjektion im 21. Jahrhundert schon so selbstverständliche, weitverbreitete Verfahren sind, dass diese Formen der Zeugung inzwischen eher als *Variante* natürlicher Empfängnis betrachtet werden müssen und nicht mehr als deren Gegensatz, muss allerdings aus der Sicht des Analytikers ernstlich bezweifelt werden. Auch gibt es für Bernhards Perspektiven keine empirischen Belege. Die Psychoanalyse würde dieser Sichtweise aus guten Gründen nicht zustimmen.

In seinem Buch *The End of Sex and the Future of Human Reproduction* (2016) vertritt H. Greenly die These, dass in etwa 20 bis 30 Jahren Nachwuchs nur noch künstlich gezeugt wird, und zwar aus männlichen Samenzellen und weiblichen Hautzellen. Aus etwa 100 derart gezüchteten Embryonen würden die besten und als passend empfundenen Exemplare ausgewählt. Einer dieser Embryonen würde der Frau eingepflanzt und von ihr ausgetragen. Sex werde dann als altmodisch und wegen der Gefahr, dass spontan gezeugte Kinder mit Krankheiten behaftet sein können, auch als zu gefährlich betrachtet werden.

Wie Andreas Bernard in seinen geschichtlichen Ausführungen zutreffend feststellt, bringen die Möglichkeit und die Machbarkeit extrakorporaler Zeugung Erinnerungen an jahrhundertealte, von Literatur und Mythologie durchgespielte Imaginationen des künstlichen Menschen hervor – wie zum Beispiel die Erzeugung des Homunculus von *Faust II*, Mary Shelleys *Frankenstein* (1818) und Aldous Huxleys *Brave New World* (1932) –, die sich nun zu verwirklichen scheinen. Das erste außerhalb des Mutterleibes gezeugte Kind, das Mädchen Louise Brown, wurde als »Retortenbaby« bezeichnet und dieser Ausdruck in Form eines Säuglings im Reagenzglas illustriert. Seine künstliche Entstehung durch eine Zeugung außerhalb des Mutterleibes rief in der ersten Zeit tiefe Ängste und kollektives Befremden über die Künstlichkeit hervor. Der Begriff des »Retortenbabys« hat sich inzwischen gewandelt hin zum »Wunschkind« in der Kinderwunschbehandlung und die zukünftige Mutter wurde zur »IVF-Mutter« oder »Wunschmutter«. Andreas Bernard stellt fest, dass dieser Wandel der Begriffe einen Perspektivwechsel in Hinblick auf das Geschehen offenbart: vom Entstehungsort der Embryonen zur Sehnsucht des unfruchtbaren Paares, von der Perspektive der Forschung zur Perspektive der Heilung, die das individuelle Leid von kinderlosen Frauen und Paaren beseitigen kann, von der Gefährdung der Menschennatur zum karitativen Akt. »Von den apokalyptischen Ängsten, die mit der künstlichen Befruchtung lange Jahre verbunden waren, bleibt in dieser Konstellation nichts mehr übrig. Die assistierten Reproduktionstechnologien haben sich in eine Dienstleistung zur Herstellung privaten Lebensglücks verwandelt« (Bernard, 2014, S. 447).

Reproduktionsmedizin ist im heutigen Verständnis also eine zielorientierte Technik, die nicht nur heterosexuellen Paaren zu Kindern verhilft. Andreas Bernard schreibt hierzu:

> »Mutterschaft hat sich dank der gesellschaftlichen und medizinischen Errungenschaften in den letzten 40 Jahren verändert – von der leiblichen Tatsache eines auf Familienbildung ausgerichteten Lebens hin zur technologisch unterstützten Option

> selbstbestimmter Frauen, wie z. B. die ›single mother by choice‹, die alleinstehende Frau, die sich bewusst für eine Schwangerschaft ohne Partner entscheidet« (ebd., S. 444).

Konnte die medizinisch assistierte Befruchtung anfangs nur die weiblichen Infertilitätsstörungen beheben, so können heute durch die intrazelluläre Spermieninjektion auch die Zeugungsstörungen der Männer reproduktionstechnisch behoben werden. 50 Prozent der Behandlungen beruhen auf männlichen Ursachen. Die technische Zeugung erscheint nach außen hin gewichtiger, berechenbarer, zielorientierter. Im Inneren der Betroffenen jedoch spielen sich – wie deren Kontaktpersonen, insbesondere Hebammen und Psychotherapeuten, erfahren haben – oft individuelle Dramen und Zustände von Verzweiflung ab.

A. Ludwig et al. (2011) von der amedes-Gruppe Hamburg fassen die wissenschaftlichen Erfahrungen vieler Reproduktionszentren dahingehend zusammen, dass die *artifical reproductive techniques* (ART) für viele Komplikationen verantwortlich sind – etwa Abort, Präeklampsie, Placenta praevia, Totgeburt, Frühgeburt, niedriges Geburtsgewicht, Kaiserschnitt sowie perinatale Mortalität. Dies ist allerdings nicht nur auf die verwendeten invasiven Techniken, sondern auch auf die aus unterschiedlichen Gründen erhöhte Subfertilität der untersuchten Paare zurückzuführen.

Anatomisch können die assistierten reproduktiven Technologien zu einer Mutation der Gefäße führen. Die derart gezeugten Kinder haben ein erhöhtes Herzinfarktrisiko. Bei ihnen sind die Gefäße steifer und die Lungenschlagadern verdickt (Scherrer, 2012). Pascal Gagneux von der University of California, San Diego, gibt auf dem Kongress der American Association for the Advancement of Science zu bedenken, dass extrakorporal gezeugte Kinder erhöhte Risikofaktoren für Gesundheitsprobleme mit biologischen und sozialen Folgen aufweisen, da die Wahl der Spermien durch einen Techniker und nicht durch die weibliche Physiologie erfolgt. Durch die Umgehung des weiblichen Genitaltrakts können defekte Spermien nicht identifiziert werden. Auch epigenetische Veränderungen in Form von Ab- bzw. Anschalten vieler Gene durch den fünftägigen Aufenthalt in einem künstlichen Medium mit chemischen Mitteln seien noch nicht evaluiert worden.

Über die Subfertilität schreiben Baldur-Felskov et al. (2013), dass Nachkommen von Müttern, die Schwierigkeiten hatten, ein Kind zu empfangen und wegen Unfruchtbarkeit behandelt wurden, ein um 23% erhöhtes Risiko haben, psychisch krank zu werden. Für diese Studie wurden die Daten von nahezu zweieinhalb Millionen Kindern, die zwischen 1969 und 2006 geboren wurden, ausgewertet. Die fünf Prozent der Mütter, die Fertilitätsprobleme hatten, wurden mit denen verglichen, bei denen keine Störungen der Fruchtbarkeit vorlagen. Ob die Art und Weise der Infertilitätstherapie – bloße Hormongaben oder medizinisch assistierte Befruchtung – einen Einfluss hatte, konnte die vorliegende Studie nicht klären.

Nach den offiziellen Daten des Deutschen IVF-Registers (DIR) von 2014 wurden bis 2014 in Deutschland nach dem Einsatz von IVF und ICSI insgesamt 225.625 Kinder geboren. Weltweit wurden bis heute mehr als 5.000.000 Kinder nach IVF und ICSI geboren. Im Jahr 2014 wurden in Deutschland 11.875 Kinder geboren. Jedes sechste bis siebte Paar hat Schwierigkeiten, ohne ärztliche Unterstützung schwanger zu werden. Ungefähr drei Prozent aller lebend geborenen Kinder im Jahre 2013 waren das Resultat einer Befruchtung außerhalb des Körpers. Das heißt: In einer durchschnittlichen Schulklasse mit 30 Kindern sitzt ein Kind, das nach »künstlicher Befruchtung« entstanden ist. 2014 waren weit mehr als die Hälfte aller behandelten Frauen 35 Jahre und älter. 1996 war nur jede dritte Frau älter als 35. Das mittlere Alter bei diesen Frauen lag bei 35, bei Männern bei 38 Jahren. Der stetige Altersanstieg der Wunscheltern macht eine technische Befruchtung oft erst notwendig. Klinische Schwangerschaften, die vorzeitig endeten, wurden in 31 Prozent dieser Fälle erzielt. Die Baby-take-home-Rate lag zwischen 15 und 20 Prozent.

Unter dem Titel »Frauen überschätzen die Reproduktionsmedizin« veröffentlicht die FAZ (6.11.2015) eine Studie dänischer Mediziner um die Gynäkologin Kathrine Birch Petersen im Fachmagazin *Human Reproduction*. Neben der Fehleinschätzung hinsichtlich der eigenen Fruchtbarkeit fanden sich bei den 340 befragten Frauen zwischen 35 und 43 Jahren noch andere Widersprüchlichkeiten. Diese Frauen mit höherer Bildung und überdurchschnittlichem Einkommen hatten sich an das Uniklinikum Kopenhagen gewandt mit der Frage, wie man den Kinderwunsch am besten zurückstellen und eine Schwangerschaft verschieben könne. Alle Frauen waren über 35 Jahre alt und kinderlos. Obwohl sie über die Abnahme der Fruchtbarkeit, wie sie mit zunehmendem Alter eintreten kann, informiert waren, gaben sie als ideales Alter für sich selbst, um Kinder zu bekommen, 33 für das erste und 39 für das zweite Kind an. 200 der befragten Frauen waren Single-Frauen. Doch war nicht der fehlende Partner ihre Hauptsorge, sondern die eigene Reife, der Zugang zu Kindergartenplätzen und die Vereinbarkeit von Familie und Beruf. Fast 80 Prozent der befragten Frauen standen einer künstlichen Befruchtung positiv gegenüber und 50 Prozent der Frauen dem Social Freezing (ohne sich über die geringe Erfolgsquote Gedanken zu machen).

Zu dem zuletzt genannten Thema gibt es seit Kurzem in der politisch-sozialen Landschaft eine groß angelegte Debatte – durch digitale Medien und Presse angestoßen – über die sogenannte »Selbstbestimmung im Gefrierschrank«, das Social (Egg) Freezing, das Einfrieren von Eizellen völlig gesunder junger Frauen möglichst bis zum 35. Lebensjahr. Dies wird medizinisch und sozial momentan kontrovers heftig diskutiert. Kinder gelten leider in unserer derzeitigen Gesellschaft immer öfter als Karrierekiller, weshalb dieses politische und soziale Thema schlichtweg als Entlastung des Staates den Frauen zugeschoben wird. Mit dem Modell »erst Karriere, dann Familie und Kind« wird ihnen die Freiheit offeriert, dass sie länger Zeit haben, um Kinder zu bekommen, dass sie, autonom, unabhängig von der Biologie über ihr Leben entscheiden können. Doch handelt es sich bei diesem Modell um ein Lifestyle-Instrument, das alle Risiken für die Frauen und den Nachwuchs ausblendet. Die biologischen Grenzen werden mit dem Social Freezing nicht aufgehoben. Das *Deutsche Ärzteblatt* hat sich unter dem Titel: »Anlage einer Fertilitätsreserve bei nichtmedizinischen Indikationen« (von Wolff et al., 2015) intensiv mit diesem Thema befasst. Die dort veröffentlichten Kernaussagen sind: Diese Fertilitätsreserve ist inzwischen möglich. Nach einer ovariellen Stimulationsbehandlung können Oozyten gewonnen und unfertilisiert konserviert werden. Die Risiken für die Mutter sind bei einer Schwangerschaft in einem Alter über 40 Jahren definitiv und für die Kinder durch die erforderliche In-vitro-Fertilisation möglicherweise erhöht. Vernachlässigt werde die Tatsache, dass nicht nur die Eizellen altern, sondern auch die Gebärmutter. Zusätzlich ist die Effektivität dieser Techniken begrenzt und die Ärzte müssen individuell und kritisch über jeden einzelnen Fall entscheiden

Bereits am 4.3.2003 machte *Die Welt* mit dem Titel »Frauen in der Fruchtbarkeitsfalle« auf das Problem des Social Freezing aufmerksam: »Der Zeitgeist verlangt es: Schwangerschaften lange verhüten und spät erzwingen.« Die *Stuttgarter Zeitung* (26.01.2015/Nr. 20) berichtete unter dem Titel »Der Kinderwunsch im Stickstoff-Tank« über die höhere Nachfrage jüngerer Frauen nach dem Social Freezing, seitdem bekannt wurde, dass die US-Firmen Apple und Facebook ihren Mitarbeiterinnen diese Maßnahme finanzieren. In der Praxis wird das Verfahren unterschiedlich bewertet und gehandhabt, wie die Zeitung darstellt. Noch fehle es an Beratungs- und Therapiestandards für Frauen, bei denen keine medizinische Indikation besteht. Dies sollte dringend nachgeholt werden. Während ein psychosomatisch orientierter Reproduktionsmediziner keinen unter 30-jährigen gesunden Frauen Eizellen entnimmt, um sie einzufrieren, sehen andere Gynäkologen diese Methode undifferenziert schlicht als Fruchtbarkeitsvorsorge: »In Amerika bekommen viele Mädchen zum Abitur eine Brustvergrößerung geschenkt. Besser wäre es, ihnen eine Egg-Freezing-Behandlung zu schenken. Es ist wie bei einer Hausratsversicherung. Meistens braucht man sie nicht, aber falls doch, ist man froh, sie zu haben.« Doch der Artikel endet tröstlich: Derzeit brauchen 99 Prozent der Frauen die eingefrorenen Eizellen nicht und könnten sie später spenden – falls die Eizellspende in Deutschland zugelassen wird.

Die *TAZ* (11./12. April 2015) hat für die Behandlung des Themas Social Freezing den Titel »Die Moderne schlägt zu« gewählt. Wenn Firmen ihren Mitarbeiterinnen anbieten, ihre Eizellen für später einzufrieren, so vermischen sie Privates mit Beruflichem. Ein solches Angebot eines Arbeitgebers überschreitet eine Grenze und ist damit übergriffig. Der Autor, Arzt und Philosoph Prof. Urban Wiesing, stellt fest, dass das Für und Wider eine perfekte Ambivalenz beinhaltet, sich die Entwicklung aber nicht rückgängig machen lässt. Er schließt nicht ohne Ironie mit der Feststellung: »Denn es ist trotz allem tröstlicherweise nicht auszuschließen, dass eine Frau auch ohne Social Freezing ein gelingendes Leben führen kann.«

Die *Südwestpresse* (7.11.2014) beschäftigt sich ausführlich mit dem Pro und Contra des Social Freezing. Der Münchner Reproduktionsmediziner Jörg Puchta, der bis dahin mehr als 10.000 weibliche Eizellen eingefroren hatte, stehe »als Macher« voll hinter dieser Methode. Die tiefere Ursache für die Beunruhigung über dieses Thema sieht er folgendermaßen: »Mit Social Freezing machen die Frauen den letzten Schritt zur Emanzipation. Mit der Anti-Baby-Pille können sie die Fortpflanzung regulieren. Nun gäbe es für sie auch keine Altersfalle und damit keine Grenzen mehr.« Das Pro-Votum des Artikels bezeichnet diese Methode als eine gute Auszeit für die biologische Uhr, die Frauen vor dem enormen Druck, in den Dreißigern alle wichtigen Lebensziele zu erreichen, schütze. Außerdem helfe sie, im Leben mit dem oft Unerwartetem fertigzuwerden. Das Contra-Votum des Artikels hält das Rennen der Märkte es 21. Jahrhunderts für handlungsweisend. Doch das Angebot der Unternehmen, die Produktivität der jungen Jahre im Unternehmen abzuschöpfen, bedeute nicht mehr Freiheit, sondern mehr Druck für die Frauen. Es sei eine perfide Erpressung meist männlich geführter Unternehmen. Das Dilemma zwischen Karriere und Kindern könnten nur eine neue Rolle der Männer und ein umfassendes Kinderbetreuungsangebot lösen.

Eingreifen der Reproduktionsmedizin in Körper und Seele

Wenn im alttestamentarischen und christlichen Denken der Mensch ein Geschöpf Gottes ist, so hat jede Zeugung – ungeachtet der Art ihres Zustandekommens – ihre göttliche Würde qua Zeugung. Dennoch gibt es zweifellos keine anthropologisch fremdere Zeugung als die technisch assistierte. Auf technischem Wege »fleischlich gezeugt« ist Besamung, anthropologisch aber Zeugung. Diese geht weit über die Technik hinaus. Selbst wenn wir einen Menschen im Labor erschaffen können, wissen wir, dass er mehr ist als die additive Vermischung zweier Keimzellen. Es geht um die spirituelle Ebene des Menschen jenseits unseres Verstehens. Wir sind also unausweichlich einem Deutungspluralismus ausgesetzt, der nur kontrovers diskutiert werden kann, was vielfach auch geschieht.

Vom psychoanalytischen Standpunkt aus wissen wir noch wenig über den Beginn des Lebens und die Folgen des Eindringens der Technik in die Urszene. Es gibt wenige Therapien extrakorporal gezeugter Kinder und meines Wissens bisher noch keine Beschreibung der Therapie eines Erwachsenen. Es besteht die Vermutung, dass es einen ontologischen Unterschied zwischen der technischen Befruchtung und der Zeugung gibt. Wenn wir an dieser Stelle mehr wissen, können wir vielleicht eines Tages die humanistisch-anthropologische bzw. die psychoanalytische Dimension einer derartigen Zeugung besser verstehen.

Bereits 1986 wurde unter dem Titel »Menschengerecht« ein rechtspolitischer Kongress über Fragen von neuen Techniken und Genforschung abgehalten. Wegweisend war der Vortrag des Philosophen Hans Jonas »Leben – Ethik – Recht«. Er führte schon damals aus, dass die neuen Reproduktionstechniken den Gesetzgeber beschäftigen sollten und dass sie ihn vor ganz neuartige Aufgaben stellen. Jeder Mensch habe gleiche Grundrechte: das jedem angeborene Recht auf Leben, Freiheit und Streben nach Glück. Über die Reproduktionsmedizin sagt Jonas Folgendes: »Die Zeugung selbst bleibt ein Privatissimum zu zweit und das natürliche Recht dazu vom Staate ein pures Erlaubnisrecht: Dem Wunsch zum Kinde spricht es lediglich Nichtbehinderung durch das Gesetz zu (Jonas, 1986, S. 57). Nicht jede natürliche Behinderung besitzt aber einen Anspruch auf Behebung, dem jedes andere Gut weichen müsste, und das Recht auf Nachwuchs als Naturrecht ist an die natürliche Befähigung dazu gebunden (ebd., S. 63)«. Bei Elternwünschen könne von einem Naturrecht nicht die Rede sein. Nach Jonas ist die menschliche Kunst einschließlich der Medizin nicht dazu da, jedes Hemmnis der Natur zu beseitigen, jedes Schicksal abzuwenden, sodass manches Ungemach auch hinzunehmen sei. Für ihn stehen zu kostbare Güter des Rechts und der Sittlichkeit auf dem Spiel, als dass wir dabei Wünsche allein walten lassen dürften. Ein Nein könne nötig sein. Jonas schließt mit den Worten: »Weit besser ist's, die Last der Kreatürlichkeit zu tragen, der Erfüllung mancher Sehnsucht zu entsagen, als solcher möglichen Erfüllung Heiliges zu opfern, womit außer mit ihrer Macht die Menschenart das Natursein übersteigt« (ebd., S. 65).

Der Philosoph und Arzt Giovanni Maio steht den Ansichten von Jonas sehr nahe. Er hat in seiner Arbeit »Wenn die Technik die Vorstellung bestellbarer Kinder weckt« (2013) das Ziel der Reproduktionsmedizin kritisiert. Ihr Ziel müsste es sein, die Leiderfahrung ungewollt kinderloser Paare zu lindern. Wo die Technik lindern kann, sei sie die geeignete Lösung, wo sie nicht zum Erfolg führe, sei es Aufgabe der Medizin, Hilfe zur psychischen Bewältigung der ungewollten Kinderlosigkeit anzubieten. Er sieht die Gefahr der modernen Medizin darin, dass sie Machbarkeit suggeriere. Die technisierte Fortpflanzung impliziere Grundannahmen in drei Logiken: die Logik des Herstellens, die Logik der Entpersonalisierung und die Logik der Modularisierung.

Die Logik des Herstellens impliziert für Maio Beherrschen, Zweckerfüllung, Festlegung auf das Resultat und Rücknahmepflicht. Damit würde das Produkt Mensch zum Objekt der technischen Berechnung mit erlaubter Qualitätsprüfung, also Verdinglichung. Dies stelle eine vorsätzliche und bewusste Opferung von Embryonen im Interesse einer höheren Schwangerschaftsrate dar.

Die Logik der Entpersonalisierung besteht Maio zufolge in der Ignorierung der Beziehungshaftigkeit der Fortpflanzung. Er führt aus: »Der technische Zugang auf die Fortpflanzung führt dazu, dass die Entstehung des Menschen zu einem bloß technischen Verfahren gemacht wird, das jeder Beziehungsstruktur entkleidet ist« (Maio, 2013, S. 24). Weiter: »Fortpflanzung ohne Beziehung – ein Widerspruch in sich« (ebd., S. 26).

Die Logik der Modularisierung bedeutet, dass »die gesamte Fortpflanzung vollständig fragmentiert wird, in einzelne Bestandteile aufgesplittet und diese Bestandteile neu miteinander kombiniert werden« (ebd., S. 29). Bei der Eizellspende könne in adäquater Weise von dissoziierter Mutterschaft gesprochen werden. Wegen der Abstammung von zwei Frauen, der genetischen und der biologischen Mutter, deren epigenetischer Einfluss während der Schwangerschaft groß ist, sieht Maio ethische Probleme in Hinblick auf die Identität des Kindes.

Zusammenfassend stellt Maio fest, dass die moderne Medizin letztlich auf die familienfeindliche Organisation der Gesellschaft, auf die »Posteriorisierung«, das Nach-hinten-Schieben der Familienplanung und dadurch auf die Sinnkrise in der modernen Lebenswelt vieler Menschen mit Aufwartung von Technik reagiert. Zu Recht wirft er der modernen Medizin im Angesicht dieser Grenzsituationen vor, genau so sprach- und hilflos zu sein wie unsere moderne, auf Effizienz und Erfolg ausgerichtete Gesellschaft. Er kritisiert damit aus ethisch-theoretischer Sicht die inzwischen weitverbreiteten Fortpflanzungstechniken. Er befasst sich aber weder mit den Betroffenen selbst, die psychologische Hilfestellung benötigen, noch entwickelt er Ideen oder Vorstellungen, den technisch gezeugten Kindern zu helfen, um den Schaden an ihnen zu begrenzen. Kinder kommen in seinem Kapitel nicht vor.

Die französische Psychoanalytikerin Monette Vacquin (1999) ist zutiefst empört über die Befruchtung außerhalb des Mutterleibes, die – unausgearbeitet, unausgereift und ohne zu zögern – den Übergang von einem Signifikanten zu einem Handlungsakt als Fait accompli zustande gebracht hat. Diese ermögliche Wahnvorstellungen und sexuellen Machtgelüsten der Wissenschaftler den Zutritt zur Realität. Die Psychoanalyse sei wie alle anderen Disziplinen dazu aufgerufen, den Sinn der technischen Befruchtung zu eruieren. Denn dieser Vorgang habe einen anderen Umfang als die Behebung des Problems verschlossener Eileiter. Mehr als das Verschwindenlassen von Männern und Vätern in der Reproduktionstechnik sieht Vacquin in dieser Bewegung eine Forschung, die den weiblichen Körper zum Objekt macht. Sie fragt sich, warum es zu einer derartigen Desymbolisierung und Demetaphorisierung und Perversion im Übergangsbereich von Geburt und Tod um das Bestreben nach einem total beherrschten Ursprung kommt. Sie verweist darauf, dass die Externalisierung der menschlichen Eizelle eine beispiellose Macht in der menschlichen Geschichte bedeute, das Menschliche herzustellen, es durch Tiefgefrieren zu speichern, das Unbeseelte zu reanimieren, die Abstammung zu beherrschen, Charaktere zu verändern. Die extrakorporale Befruchtung, die Möglichkeit der Fortpflanzung ohne Sexualität, hat das Bündnis der Geschlechter in der Elternschaft zerlegt. Diese Medizin, die eine »Medizin des Verlangens« (René Frydman) ist, hat von dem Embryo, der verkörperten Vereinigung von Mann und Frau, Besitz ergriffen. Die Wissenschaft hat den Platz des Sexuellen besetzt, während der menschliche Ursprung desexualisiert wurde. Die Projektion eines intrapsychischen familiären Raums gilt nicht mehr als ein Mythos, der entschlüsselt werden muss. Die Vaterschaft ist verlassen von der Sexualität, die Mutterschaft unterteilt in Nachkommen, austauschbare Keimzellen, Zusammenfallen von Generationen. Vacquin nennt diesen undifferenzierenden Vorstoß einen inzestuösen Trieb der Wissenschaftler, und sie fragt sich, ob diese das bürgerliche Gesetz dazu verführen wollen, den Inzest zu verallgemeinern. Bei der technischen Reproduktion handelt es sich um eine Veränderung der Dimension der medizinischen Verantwortung im Sinne einer Steigerung. Vaquin zufolge ist das Teuflische das, was die Symbolik zerstört. Der Satan schlägt das Ich ohne Grenzen vor. Die Logik des Teufels ist, alles zu versprechen für die Allmacht des Einzelnen. Schlussfolgernd hält Vacquin das Projekt der technischen Reproduktion für die Erfüllung des Traums der Verbesserung der Rasse. Denn Forscher und Mediziner öffnen dadurch die Wege für bestimmte Manipulationen, nicht um zu heilen, sondern um die physischen und psychischen Leistungen der Sprösslinge zu verbessern.

Wie der französische Analytiker Michel Tort feststellt, ist das Begehren durch die Reproduktionsmedizin als Ursprung menschlichen Handelns und der Zeugung der Nachkommenschaft unwirksam geworden. In seinem Buch *Le désir gelé* (»Erfrorenes Begehren«, Übers. d. A.) von 1992 beschreibt er das Begehren durch den Transit des Kindes über ein Reagenzglas als erstarrt. Das einem Kind geltende Begehren sei mit der Fixierung auf ein Objekt der Nachfrage unvereinbar.

Den Begriff »Medizin des Begehrens«, den Paola Mieli (1996) – in Hinblick auf den »Fruchtbarkeitsmarkt«, der den menschlichen Körper vermarktet – geprägt hat, sollte man meines Erachtens in »Medizin des Forderns« umbenennen, denn ein Begehren hängt doch mit Lust zusammen, während in der heutigen Reproduktionsmedizin – je nach Geldbörse – einfach gefordert wird. Sogar aus den eigenen Reihen der Reproduktionsmediziner kommen erste kritische Anmerkungen über viele unangemessene oder unnötig teure Interventionen des »1-Billion-Dollar-Geschäfts mit dem Kindermachen« (Mieli, 1996, S. 264).

Vacquins Befürchtungen, dass die wissenschaftlichen Interessen über den Schutz menschlicher Embryonen dominieren, scheinen sich innerhalb der letzten zwei Jahrzehnte zu bestätigen. Londoner Wissenschaftlern wurde im Februar 2016 die Erlaubnis erteilt, das Genom gesunder menschlicher Embryonen zu verändern. Forscher aus den USA hatten im September 2015 und chinesische Forscher bereits im Mai 2015 derartige Eingriffe in das menschliche Genom vorgenommen, die aber wegen unkontrollierbarer Mutationen abgebrochen wurden. Die Versuche wurden jeweils mit Embryonen durchgeführt, die als überschüssige Embryonen von IVF-Patienten gespendet worden waren. Mithilfe einer Technik, die einzelne Genomsequenzen herausschneiden bzw. einschleusen kann, sollen neue Behandlungsmöglichkeiten der Unfruchtbarkeit entwickelt werden. Zwar geht es in diesen Experimenten noch nicht um therapeutische Maßnahmen, aber diese sollen bald folgen. Auch haben Forscher aus Großbritannien und den USA im Jahr 2016 Embryonen für 14 Tage in Kulturschalen eingenistet. Die Embryonen haben sich in einem spezifischen Medium implantiert und sogar eine kleine Plazenta gebildet. Das Experiment wurde danach abgebrochen. Amerikanische Forscher haben inzwischen einen Versuchsstopp gefordert, weil Genomveränderungen unvorhersehbare Effekte auf zukünftige Generationen haben, was gefährlich und ethisch unakzeptabel sei.

Ob die heutigen Möglichkeiten der extrakorporalen Befruchtung schon das Ende einer Entwicklung darstellen, muss auch aus meiner Sicht füglich bezweifelt werden. Die bei diesem Verfahren offen zutage tretende Möglichkeit auch genetisch verändernd einzugreifen ist, wie man sieht, bereits heute Gegenstand nicht nur spekulativer Vorstellungen. Molekularbiologen – wie unter anderem

M. Silver (1998) haben bereits erschreckende Zukunftsvisionen über genoptimierte Menschen entworfen.

Eine psychotherapeutische Sicht auf die Reproduktionsmedizin

Im Zentrum der Aufmerksamkeit der Kinderwunschzentren steht während der gesamten Zeit die Physiologie des Frauenkörpers, der für ein Kind vorbereitet werden soll. Man kümmert sich um mechanische, labortechnische und medizinisch-chirurgische Vorgänge. Es wird gehandelt: Die Eizellen werden gezüchtet und operativ entnommen, die durch Masturbation gewonnenen Samenzellen gereinigt und aufbereitet, die Keimzellen miteinander verschmolzen, ein oder mehrere Embryonen mit einer Pipette eingeführt. Mit dem Vater und der Mutter wird in einer technischen Sprache kommuniziert. Keiner spricht mit den zukünftigen Eltern über das, was mit ihnen geschieht, über ihren Geist, ihre Seele, die von emotionalen Fragen, Zweifeln, Sorgen und Hoffnungen umgetrieben wird. Der sexuelle Anteil des Kinderkriegens wird verleugnet, das Begehren ist kalt, eingefroren – *le désir froid* oder *gelé*, wie der Psychoanalytiker Michel Tort (1992) es nennt. Eine Patientin nannte das IVF-Kind »ein Hightech-Kuckuckskind«.

Was passiert eigentlich mit dem Kind im Kinderwunschzentrum? Es kommt gar nicht vor! Es wird lediglich entsprechend der Qualität der ersten Zellteilungen des Embryos in vier Gruppen von 1 (sehr gut) bis 4 (kaum entwicklungsfähig) eingeteilt. Diese Qualitätseinordnung wird den Frauen oft mitgeteilt. Sollten deren Embryonen nicht in der besten Gruppe sein, geht dieser Umstand bestimmt nicht spurlos an diesen Frauen vorüber. Welchen Geist, welche Unsicherheiten und welche Seele wird eine Frau ihrem Embryo mit auf den Lebensweg geben, wenn sie erfährt, das er die Qualitätskontrolle nicht so gut »bestanden« hat? Vermutlich wird sie nicht einmal wissen, dass sich die vier Kategorien nur auf die Überlebenschancen des Embryos beziehen.

Die Reproduktionstechnik ist eine Medizin des Tuns. Der Gynäkologe und der Embryologe können nur den Embryo bei seiner Entstehung unterstützen, Geist und Seele muss die Mutter ihrem Kind bestätigen, indem sie es »einliebt«.

Doch praktiziert die Reproduktionsmedizin die Teilung von Körper und Seele und die Verschiebung vom triebhaften Begehren des Subjekts zur asexuellen, medizinisch überwachten Zeugung. Gleichzeitig ermöglicht sie die Annullierung unserer bisherigen Vorstellungen biologischer Grenzen und erweckt Fantasien von Allmacht und Kontrolle. Sie hebt unser Bild von Fortpflanzung auf, das uns über Generationen hinweg vermittelt wurde und in dem Körperbild und der Selbstrepräsentanz eines Erwachsenen verankert ist. Frauen lernen bei der medizinisch assistierten Befruchtung eine völlig neue Sprache und ein ihnen fremdes Gedankengut kennen. Abgespalten von der Vorstellung und den Gefühlen, ein Kind von ihrem Partner – die »fleischgewordene Liebe« nach Novalis – im eigenen Leib zu empfangen, müssen sie sich dort auf unbekanntes biologisch-technisches Terrain begeben. Sie hören Namen von vielen Medikamenten, Worte wie Killerzellen, Ammen- oder Helferzellen, Spermienfragmentierung, Gerinnungsstörungen durch Faktoren 1 bis 10, Genaberrationen und andere Fremdwörter. Sie müssen plötzlich viele Zahlenwerte bedenken: das eigene, vielleicht schon fortgeschrittene Lebensalter, die Anzahl der reifen Eizellen, die Größe der eizelltragenden Follikel, die Dicke der Gebärmutterschleimhaut, die Anzahl von guten und weniger guten Spermien, die notwendige Werte an wichtigen Hormonen im Blut, die regelmäßigen täglichen Uhrzeiten und die wechselnde Dosierung für die Einnahme der Medikamente und die Anwendung der Hormonspritzen. Die Anzahl der Tage bis zur Follikelentnahme erleben sie wie einen Countdown, der oft wieder verschoben werden muss. Sie zählen die Stunden von der den Eisprung auslösenden Spritze bis zum verordneten Geschlechtsverkehr.

Die Entscheidung eines Paares, den Kinderwunsch mithilfe der Reproduktionsmedizin zu verwirklichen, bleibt nicht ohne Folgen. Als zwei handelnde Subjekte werden sie herausgerissen aus der Intimsphäre und dem Begehren des Gegenübers als Lebensprinzip und Zeugungsmotivation. Die beiden Liebespartner werden getrennt und als Objekte der Leitung eines technisch handelnden Dritten, der eine rationale und funktionale Welt vertritt, unterstellt.

Der zukünftige Vater wird seiner direkten Zeugungskraft enthoben und bei der Aktion vom Arzt vertreten, die zukünftige Mutter muss in ihrem Unterleib eine technische Prothese der Befruchtung ertragen. In der Reproduktionsklinik herrscht Schweigen, will man doch den rettenden Arzt nicht durch Ängste oder Zweifel verunsichern. Doch die Technik wird das Unbewusste nicht immer zu einem Kind überlisten können, wenn dem bewussten Kinderwunsch eine unbewusste Angst oder die Annahme von der Gefahr eines solchen Unterfangens entgegensteht. Immer kann die Seele Nein sagen, denn sie hat das letzte Wort über unseren Körper. Eine umfassende Kontrolle über das Subjekt durch die Technik bleibt eine Illusion.

Enttäuscht über eine asexuelle technische Zeugung und verwirrt durch so viele Fakten, von denen sie in so kurzer Zeit nur Teile verstehen, beginnen viele der betroffenen Frauen im Internet zu suchen und sich auf den Kinderwunsch-Seiten und den entsprechenden Chatrooms mit anderen, ebenso geplagten Frauen über ihre teils schlimmen, frustrierenden Erfahrungen, ihre Teilerfolge oder die neuesten Tipps auszutauschen. Sie sammeln Informationen – leeres Sprechen nach Jaques Lacan –, die sie in eine dumpfe, ängstliche oder aggressive Erregung versetzen und sie weiter von sich selbst entfernen. Sind einige medizinische Werte »falsch« oder grenzwertig, fahren die Gefühle Achterbahn, wie eine Patientin es nannte. Dazu kommt noch der zweiwöchige Zyklus von Hoffen und Verzweiflung.

Die Technik der Zeugung außerhalb des Mutterleibes bleibt im Hinblick auf ihr »Produkt«, das derart erzeugte Kind, nicht ohne Folgen. Die zu verschiedenen Zeitpunkten zutage tretenden Traumata können sich in unterschiedlichen somatopsychischen Symptomen zeigen. Die technische Zeugung ist im Konsens der entsprechenden Therapeuten ein Trauma des ersten Schwangerschaftsdrittels. Jaap Van der Wal, Arzt und Embryologe, hält in einem Interview (»Der ganze Körper ist Seele, unsere Seele ist auch unser Körper«) unsere moderne Befruchtungstechnologie für zwanghaft, sozusagen »biogewaltsam«. Er führt aus: »In der Retorte wird nicht empfangen, sondern reproduziert, gezwungen und vor allem gemacht. Das ist vollkommen im Einklang mit unserem heutigen Denken über Konzeption: Kinder werden gemacht, Samenzellen penetrieren Eizellen, Männer befruchten Frauen usw. Van der Wal denkt, dass diese Techniken zu psychosomatischen Schäden führen. Er betont: »Bei der Konzeption fängt kein Leben an, sondern ein Menschenleben, eine menschliche Biographie« (Van der Wal, 2012, S. 15). Was ihm besonders Sorgen macht ist,

> »dass durch IVF, ICSI usw. Bilder darüber entstehen, wie wir Konzeption und Kinder betrachten. Wir machen Kinder, sie sind unser Eigentum, das sind leere Eimer, die man füllen muss mit Gedanken […]. Vielleicht verursachen IVF, ICSI keine Störungen. Aber es ist gestört, so über uns selbst, unsere Kinder und unsere Reproduktion zu denken« (ebd., S. 16).

Vor allem Kindertherapeuten der Primärtherapie beobachten bei ihren jungen Patienten nach einer technischen Zeugung Anzeichen von Traumata aus dem ersten Schwangerschaftsdrittels, die nach der Geburt spezifisch behandelt werden sollten.

Fehlen die Spermienreise zur Eizelle und die freiwillige Verschmelzung der Keimzellen im geschützten Milieu, finden stattdessen invasive instrumentelle Eingriffe in die sensible Zellstruktur der omnipotenten Stammzellen und in den Frauenkörper statt, dann werden der Embryo und seine künftige Mutter durch die biologisch und körperlich entfremdete Zeugung in ihrer Entwicklung und in ihrem wachstumsfördernden Wohlbefinden gestört. Rien Verdult (2014) stellt fest: Infolge der technischen Befruchtung entstehen im Embryo unterschiedliche Traumata je nach dem Zeitpunkt der Störung – vor der Zeugung durch die Behandlung der Keimzellen mit chemischen Mitteln, bei der Konzeption, der Einnistung oder beim Embodiment. Diese zeitlich bestimmten Traumata zeigen sich bei den Kindern in unterschiedlichen Symptomen. Babytherapeuten und Entwicklungspsychologen erkennen sie an spezifischen Haltungen, Bewegungsabläufen oder Verhaltensweisen des Neugeborenen, aus denen sie sich eine Trauma-Hypothese und die entsprechende Therapiemaßnahme erarbeiten. Die Behandlung ist eine fundamentale Primärtherapie, die in einer Kontaktaufnahme auf einer tiefen vorsprachlichen Ebene besteht. Es sind Berührungen an bestimmten sogenannten Trauma-Sites vorgesehen, also an Körperstellen, die mit spezifischen Traumata verbunden sind. Ferner werden Bewegungsübungen durchgeführt, die auf den Bartenieff Fundamentals[2] basieren. Dadurch sollen in der Traumaaktivierungsphase der Behandlung ein mögliches Embodiment-Trauma aktiviert und in der Entspannungsphase der innere Kontakt mit dem eigenen Körper bestätigt werden. Dabei wird immer auf die Konstellation von Haltung, Bewegungen, Mimik und Augen des Babys geachtet. Es werden so viele Sitzungen durchgeführt, bis die Berührungen nicht mehr zur Aktivierung führen, also keine traumatischen Erinnerungen im Körper mehr nachweisbar sind. Dieses sogenannte Reprocessing stellt die Verbindung her zwischen der jetzigen Zeit und dem erlittenen früheren Trauma. Diese Behandlung kann man auch als eine weiterführende Osteopathie verstehen Auch beim Geburtsvorgang technisch gezeugter Babys entstehen häufiger Probleme als bei Babys, die spontan gezeugt wurden. Es kam bei ihnen zu vermehrten Fehlgeburten, Frühgeburten und Kaiserschnitten. Diese Schwierigkeiten bzw. Komplikationen sind nicht nur bedingt durch die verängstigten und überbesorgten Mütter, die darüber hinaus oft ihrerseits eine gehemmte Beziehung zu ihrem Köper haben, sondern auch durch die gestörte Verbindung des Kindes zu seinem Körper aufgrund der beeinträchtigten biologisch programmierten Prozesse. Auch treten bei In-vitro-Fertilisationen nach der Geburt häufiger Stillprobleme auf, weswegen IVF-Mütter bei dem Klinikpersonal nicht sehr beliebt sind.

---

2 Irmgard Bartenieff entwickelte eine korrektive Körperarbeit aus den Prinzipien der Laban-Bewegungsanalyse, ihrem anatomisch-physiologischen Wissen als Physiotherapeutin und den entwicklungsmotorischen Mustern des Menschen. Die Bartenieff Fundamentals verknüpfen die innere Verbundenheit zur Körpermitte mit Ausdruck und räumlicher Präsenz. Ziel ist ein harmonischer Bewegungsfluss durch den ganzen Körper und ein Variantenreichtum an Bewegungsabläufen.

Der Kindertherapeut und Pränatalpsychologe Karlton Terry hat mit vielen IVF-Babys gearbeitet. Wie er in seinem Buch *Vom Schreien zum Schmusen, vom Weinen zur Wonne. Babys verstehen und heilen* (2014) bestätigt, müssen diese Babys sehr viel mehr Interventionen, sogar schon vor ihrer Zeugung, über sich ergehen lassen als andere Babys.

> »Die prä- und perinatale Psychologie konnte in den vergangenen 35 Jahren deutlich machen, dass eine steigende Anzahl vorgeburtlicher Interventionen zu mehr Trauma und Schock führt, die Entwicklung eines lebendigen Körpergefühls für das vorgeburtliche Kind und das Baby komplizierter macht und die Homöostase des Organismus aus der Balance bringt« (Terry, 2014, S. 194).

Terry zufolge nimmt das Risiko nachteiliger physischer und psychischer Konsequenzen für das Kind mit der Zahl der Interventionen vor und während der Geburt zu. Bei der IVF werden medizinische Interventionen bereits auf der Ebene von Keimzellen und Blastozysten durchgeführt, deren Zahl, verbunden mit den durch die Eingriffe für den Embryo geschaffenen Risiken dramatisch zunimmt. Allein in den USA existierten fast eine Million eingefrorener Embryonen.

Nach Terrys Beobachtungen gibt es bei IVF-Kindern eine hohe Wahrscheinlichkeit für labile Stimmungen, Orientierungsschwierigkeiten bei Spiel und Kontakt mit Personen und Gegenständen, Berührungsempfindlichkeit und ADHS. Viele IVF-Kinder fühlen sich in ihrem Körper nicht wohl oder haben laut Terry Schwierigkeiten, ihren Körper zu finden und sich vollständig und befriedigend zu verkörpern. Die meisten IVF-Kinder werden mit Kaiserschnitt geboren und leiden unter dessen Folgen. Ferner treten bei IVF vermehrt Frühgeburten und Mehrlingsschwangerschaften auf.

Die IVF-Kinder scheinen ein unbewusstes Wissen ihrer Zeugung und einer eventuellen Kryokonservierung zu haben, wie Terry (2004) in Therapien von IVF-Kindern beobachtet hat. Er fand Hinweise darauf, dass auch eine Beziehung zwischen IVF-Kindern und den tiefgefrorenen Embryonen, also ihren potenziellen Geschwistern, existiert. Ein viereinhalbjähriges IVF-Zwillingskind war über einen Traum sehr beunruhigt und antwortete auf Nachfragen seiner Mutter: »Wir müssen etwas für meine Brüder und Schwestern tun. Ich habe fünf Brüder und drei Schwestern. Meine anderen Brüder und Schwestern frieren. Sie sind in einer Höhle im Schnee und weinen. Wir müssen etwas für sie tun.« Die Mutter erklärte dem Therapeuten, dass noch sieben eingefrorene Embryonen existieren, sodass die Zahl acht, ihren Zwilling mitgerechnet, stimme. Terry bezeichnet dieses Phänomen als Beziehung der IVF-Kinder zu ihren »nicht gegenwärtigen«

Brüdern und Schwestern. Er lässt aber offen, auf welche Weise sich diese innere unbewusste Verbindung manifestiert. IVF-Kinder, ebenso wie deren Eltern, haben einige zusätzliche Frustrationen erlitten und brauchen mehr Aufmerksamkeit und Zuwendung als andere Kinder. Insgesamt zeigt sich Terry besorgt über die zunehmende Popularität der technischen Befruchtung, die nicht die Aufmerksamkeit für diese sensible Bewusstseinsebene einschließt (ebd., S. 110f.).

Auch aus psychoanalytischer Sicht können technische Befruchtungen bei den Wunschmüttern zu Schwierigkeiten und Fehlverarbeitungen führen, wie die Psychoanalytikerin Karin Dittrich (2009) ausführlich beschreibt. Ausdrücklich warnt sie vor inzestuös oder pervers getönten Fantasien bei diesen Müttern, die durch die Dissoziation von sexueller und reproduktiver Sphäre sowie der des Fortpflanzungsprozesses mithilfe des Reproduktionsarztes, der »durch seine Omnipotenz das ideale, perfekte, fetischisierte Kind erschafft und zur Verfügung stellt«, entstehen können (Dittrich, 2009, S 20).

Die technische Reproduktion beeinträchtigt die sexuelle Spontaneität in hohem Maße und lässt leicht das Gefühl des Versagens aufkommen, besonders bei Männern, die sich ihrer Macht und Potenz dadurch beraubt fühlen. Auch kann die Sexualität ohne Hoffnung auf die Zeugung eines Kindes bei vielen die Lust an ihr deutlich vermindern. Die Begriffe Männlichkeit und Sexualität sind in dieser Maschinerie weitgehend in den Hintergrund gedrängt. Sexuelle Störungen sind häufiger Folge als Ursache des unerfüllten Kinderwunsches. Durchschnittlich geben etwa 50 Prozent der Befragten eine Veränderung der Sexualität als Folge des unerfüllten Kinderwunsches sowie der medizinisch assistierten Befruchtung an – die meisten im Sinne einer Verschlechterung.

Psychologen der Universität Basel (Dieffenbacher, 2016) berichteten jüngst im Fachmagazin *Social Cognitive and Affective Neuroscience* über eine zusammen mit internationalen Kollegen durchgeführte Studie. Wie sie beobachten konnten, waren erhöhte Konzentrationen mütterlicher Stresshormone, Belastungen und depressive Symptome während der Schwangerschaft von epigenetischen Veränderungen beim Kind begleitet. Die Forschenden stellten fest, dass Kinder von Müttern mit mehr Stress und depressiven Symptomen bereits bei der Geburt eine reduzierte Methylierung des Oxytocinrezeptor-Gens aufweisen. Dadurch wird das Gen besser aktivierbar, es können also mehr Oxytocinrezeptoren produziert werden, an denen Oxytocin seine Wirkung entfalten kann. Oxytocin beeinflusst nicht nur das Verhalten zwischen Mutter und Kind während und nach der Geburt, sondern auch allgemein soziale Interaktionen (z. B. Anpassung an Stress). Der Mechanismus könnte darauf hinweisen, dass die Babys in diesen Fällen besser mit Herausforderungen und Belastungen fertigwerden und mehr Resilienz entwickeln Vorgeburtliche Belastungen können also möglicherweise auch die Schutzmechanismen beim Baby fördern – nach dem Motto »was mich nicht umbringt, macht mich stark«.

Kinder der medizinisch assistierten Befruchtung zeigen von außen betrachtet keine besonders auffälligen Abweichungen. Sie sind genauso intelligent und psychosozial integriert, haben keine Probleme in ihrem Verhalten und ihrer Persönlichkeit, wie viele Fragebogenuntersuchungen und psychologische Tests zeigen (Golombok, 1998; Golombok et al., 2001). Nach den neuesten pränatalen Forschungen sind aber Probleme auf einer tieferen Ebene vorhanden, die auf ein pränatales Trauma im Zeitraum zwischen dem ersten Trimester der Schwangerschaft und dem Embodiment hinweisen. Diese sehr subtilen Symptome der Kinder zeigen sich in der Schwierigkeit, ihren Körper mit ihren Emotionen zu verbinden. Ist der Kontakt zum eigenen Körper, einem wesentlichen Teil unseres Seins, gestört, ist auch das emotionale Leben gestört.

Margarete Berger (1997) fand bei einer dreijährigen Studie für das Bundesgesundheitsministerium Folgendes: Postnatal ergeben sich bei den IVF-Kindern schlechtere Werte im Apgar-Score[3]. Bis zu einem Jahr sind sie kleiner und leichter, mit geringerem Kopfumfang, jedoch in ihrer Kognition und psychomotorischen Entwicklung deutlich fortgeschrittener als Nicht-IVF-Kinder. Es zeigen sich keine Auffälligkeiten in ihrer psychischen und psychosomatischen Befindlichkeit im ersten Lebensjahr. Jedoch finden sich vermehrte psychopathologische Symptome wie Durchschlafstörungen, Essstörungen, Hyperaktivität, Unselbstständigkeit, generelle Ängstlichkeit und Trennungsangst. Auch weisen sie in ihrem ersten Lebensjahr deutlich häufiger Auffälligkeiten bezüglich ihrer Temperamentsmerkmale – wie verlangsamte Anpassungsfähigkeit an Veränderungen und Belastungen, Hypersensibilität, übermäßige emotionale Abhängigkeit sowie Unregelmäßigkeit im Tagesrhythmus – auf, die im Sinne einer instabilen psychischen Verfassung interpretierbar sind. In den Eltern-Kind-Interaktionen fallen IVF-Eltern als weniger feinfühlig auf und reagieren überwiegend sachlich mit hochsignifikant weniger emotionaler Spiegelung. Es besteht ein wechselseitiges Einfühlungsdefizit, in welchem sich wohl die offenkundige Depressivität der IVF-Probanden niederschlägt. IVF-Mütter machen gegenüber ihren Kindern auch weniger Zugeständnisse in Hinblick auf die eigene Autonomie. Sie haben bis zum Ende des ersten Lebens-

3 Der Apgar-Score ist ein Punkteschema, mit dem sich der klinische Zustand von Neugeborenen standardisiert beurteilen lässt. Mit Hilfe dieser Beurteilung wird der Zustand des Neugeborenen und dessen Anpassung an das Leben außerhalb der Gebärmutter, also die Überführung des fetalen in den neonatalen Zustand beschrieben.

jahres ihrer Kinder seltener kindfreie Bereiche als Nicht-IVF-Mütter, haben also kein Bedürfnis, Lebensbereiche unabhängig von ihrem Kind zu gestalten.

Eigene Erfahrungen mit der Reproduktionsmedizin

Während meiner langjährigen Befassung mit der Psychotherapie und Psychoanalyse von Frauen mit unerfülltem Kinderwunsch habe ich auch erfahren, welch tiefe Konflikte und Traumatisierungen manche der betroffenen Frauen in sich trugen. Das Fazit aus dieser Arbeit lautet: Der Kinderwunsch kann zu einer retraumatisierenden Sackgasse werden, wenn die Seele außer Acht gelassen wird. Wir müssen dabei die Reproduktionsmedizin nicht abschaffen, was wir ohnehin wohl nicht mehr könnten. Wir müssen sie aber angesichts der vielen Probleme, die mit ihr einhergehen, mit Leben anreichern.

In Anlehnung an Bions Theorie des Denkens über die Präkonzeption der Brust vermute ich eine biologisch-seelische Präkonzeption der sexuellen Zeugung im Geschlechtsakt, der lustvollen Vereinigung von Penis und Vagina. Wird der Geschlechtsakt ersetzt durch kalte, invasive, unpersönliche und körperlich schmerzhafte Manipulationen am weiblichen Unterleib, verlieren die Frauen oft ihre angeborene archaische Fähigkeit zur Fortpflanzung, ja können zusätzlich psychosomatische Störungen entwickeln. Dadurch entstehen für die Frau weitere Traumata. Die IVF setzt also das Kontinuum von Präkonzeption, Realerlebnis und Konzeption außer Kraft.

Frauen, welche die Reproduktionsmedizin beanspruchen (müssen), betreten oft vorgeschädigt den »Kampfplatz« der Fortpflanzung. Häufig haben sie zuvor nicht nur Traumata in ihrer Kindheit erlitten, sondern auch bei den vergeblichen Versuchen, ein lebendes Kind auf die Welt zu bringen. In dieser Situation müssen sie sich dann anstelle der Zeugung in einem Liebesakt, auf den man sich in seiner Fantasie beziehen kann, auf eine rein technische Prozedur einlassen. So entstehen durch die IVF bei den betroffenen Frauen häufig körperliche, seelische und soziale Verletzungen, insbesondere tiefe narzisstische Kränkungen. Die Folge all dieser Entbehrungen und Verletzungen kann eine Störung der Gefühle und der archaischen Körperfunktionen der künftigen Mutter sein. Auch der Mann darf nicht zeugen, sondern muss Beobachter einer »technischen Urszene« sein.

Anhand von Patientinnen mit unterschiedlichen Fertilitätsstörungen fand ich die epigenetischen Forschungsergebnisse über den Zusammenhang von Immunaktivität und Emotionalität in meiner Praxis bestätigt. Um leben zu können, benötigt der Embryo eine geeignete Immuntoleranz seitens seiner Mutter, die ihr Immunsystem mit positiven Gefühlen auf ihn einstimmt. Durch eine offene, positive, bindungsbereite mütterliche Haltung der Frau wird nicht nur – wie ich zunächst vermutete – die Aufnahmebereitschaft der Gebärmutter und damit die Fähigkeit zur Schwangerschaft gestärkt. Auch werden die Eizellreifung hinsichtlich Qualität und Quantität sowie die körperlich-seelische Entwicklung des Embryos verbessert. Dagegen kann eine aversive, zweifelnde, angstbesetzte oder unterschwellig feindselige mütterliche Einstellung die Chancen einer Einnistung deutlich verringern oder zu einer Fehlgeburt führen.

Meine Patientin Ruth beschreibt die der technischen Zeugung der nächsten Generation innewohnende basale Verunsicherung sehr treffend:

> »Die Behandlung selbst finde ich schrecklich. Es gibt nichts Unnatürlicheres. Man tut seinem Körper ja das Gegenteil vom dem an, was man in dieser Situation gerne tun möchte. Wenn ich ein Kind möchte, würde ich mich pflegen, gut ernähren usw. Jetzt muss ich mich mit Tabletten und Spritzen hochjubeln. Man verliert das Gefühl zu seinem Körper. Das Entnehmen der Eizelle und das Befruchten sind schrecklich. Das erste Mal dachte ich ganz fest an unsere beiden Zellen, wie sie dort allein im kalten Labor hilflos liegen. Beim Einsetzen fühlte ich mich wie eine Legehenne, die etwas ausbrüten musste. Auch wenn ich seelisch dazu in der Lage wäre, ein Kind zu akzeptieren, stellte diese Behandlung, die ich nicht mag, noch eine weitere Barriere dar. Das Ei eingesetzt, jetzt musst du darauf aufpassen! Hätte man mir ein Tier gegeben, wüsste ich, wie man es versorgt, aber wie man eine Eizelle behüten soll, weiß ich nicht! Ab jetzt denke ich immer daran. Man schluckt und spritzt ja immer, und man fühlt sich auch sonst halb schwanger. In diesem Moment bin ich ein totales Mütterchen, voll auf dem Kindertrip. Ich schone mich bei der Arbeit, in der Freizeit und im Geiste. Man hat keinen Sex, er könnte es ja verletzen. Man wartet ab, als wäre nach 28 Tagen die Schwangerschaft vorüber, das ist dann ja auch oft so. Die Blutung kommt. Ich muss das Blut fünfmal ansehen, suche nach jeder kleinsten Blutspur. Ich kann es nicht glauben. Ich habe das Blut gesehen und rede mir auch noch ein, das sagt nichts, das Kind ist noch in mir, und muss es doch endlich glauben: Mein Bauch ist leer. Die Enttäuschung ist groß. Ich fühle mich im Nachhinein wie ein Statist in einem Spiel. Ich fühle mich wie ein gedemütigtes Nichts. Ich weine über mich selbst und hasse es, so zu sein. Jeder Behandlungstermin erscheint mir wie eine Prüfung: Bestehe ich nicht, war ich faul, schlecht und bin selbst daran schuld.«

In der Reproduktionsmedizin besteht immer ein Verlust von Menschlichkeit. Dies ist oft ein quälender Kampf, der keinen Ausweg kennt. Meine Patientinnen haben ihn wie folgt beschrieben:

A: »Immer weiter, noch mal und noch mal, es wird schon! Das nächste Mal muss es klappen, es kann ja nicht anders sein. Ohne Luft zu holen, zurückziehen, isolieren, abducken, bis es vorbei ist, alle schönen Dinge zurückgeschraubt.«

B: »Ich kam mir selbst wie eine Maschine vor, besser gesagt, wie ein Teil der Maschine, denn mein Mann musste ja seine Spermien auch abgeben«. – »Ich habe es gehasst, wie auf dem Laufband dahingelegt zu werden, damit man mir etwas einpflanzt.«

C: »Wenn es auf natürlichem Weg nicht geht, lassen wir es technisch machen. Obwohl man sich so viel Mühe gemacht hat, hat es einfach nicht funktioniert. Man trägt es 14 Tage mit sich rum mit Hoffen und Bangen, dann ist es wieder weg. Man kann nichts mehr tun, nur warten, denn es ist ja alles gemacht worden. Aber dann merkt man erst, was das bedeutet. Mit jedem Versuch wird man ängstlicher. Das Weibliche darf nicht rauskommen.«

D: »Wenn man die IVF länger verfolgt, kommt man sich wie eine Maschine vor. Man wird ja sozusagen gezwungen, die Gefühle wegzulassen, wo soll man auch mit denen hin? Das ist ja auch ein Schutz. Zu Anfang ist man besessen, wie eine Gier. Aber dann macht man eben einfach weiter. Ich fühle mich wie eine Maschine, die Kinder ausspuckt, eine Gebärmaschine!«

E: »Ich war total im Sog der Fruchtbarkeitsbehandlung. In der ersten Zyklushälfte habe ich gehofft und mich gespritzt. Nach dem Transfer war ich total panisch und habe Tag und Nacht nach Zeichen der Periode gesucht. Die Fruchtbarkeitsbehandlung ist so allgegenwärtig, dass sie mir die Luft zum Atmen nimmt. – Meine Seele hat bei den Kindern Nein Nein Nein geschrien. Wenn ich blute, ist es, als ob mein Unterleib aufgerissen wird, eine Wunde der Kinderlosigkeit. Die Gebärmutter wird ausgemistet und d. h., sie ist unnütz, eine Versagerin.«

F: »Meine Mutter hatte eine postpartale Depression und konnte mich nicht selbst versorgen. – Bei jeder IVF versteife ich mich total, es ist ein Teufelskreis. Als ich das negative Ergebnis bekam, war ich traurig und habe geweint. Am nächsten Tag aber habe ich wieder gelacht und war froh, vielleicht doch keine Verantwortung zu haben. Ich wäre einem Kind, aber nicht einer Schwangerschaft gewachsen. Auf das Ungeborene könnte ich nicht gut genug aufpassen. – Mein kindlicher Teil hat Angst, dass ich die IVF kaputtdenke. – Mit meinem Perfektionismus komme ich gut durchs Leben, ohne Anecken und ohne Probleme. Es gibt mir selbst eine Sicherheit, wenn ich alles unter Kontrolle habe. Mit einem Kind gelingt es mir nicht, perfektionistisch zu sein, es könnte alles durcheinanderbringen. – Ich habe eine große Unruhe in mir: Beide Lösungen, schwanger und nicht schwanger, sind problematisch, und das ist schizophren. – Vom Kopf her könnte ich eine Doktorarbeit über das Für und Wider des Kinderkriegens schreiben. – Mit drei Sachen müsste ich aufhören: Zweifel, Grübeln und Kontrolle. Am liebsten ließe ich mich hypnotisieren, dann bräuchte ich nicht alles emotional miterleben, und alles würde gelöst.«

G: »Der Kinderwunsch ist ein Ventil. Sonst habe ich Angst zu sterben. Die Kinderwunsch-Behandlungsaktionen machen das Leben voll, obwohl die Seele eigentlich leer war und immer leerer wurde.«

H: »Nur die Technik ist lebensfeindlich, die hat überhaupt nichts mit einem neuen Lebewesen zu tun. Ich bin in meinem Leben einem falschen Gott nachgejagt, ich habe einem Götzen gedient. Das ist paradox und verrückt.«

I: »Meine Eier wollen keine Kinder werden. Meine Eizellen sind clever, die machen es richtig. Ich weine über meine Gebärmutter, die mich an einen Stein erinnert. Ich habe schlimme Schmerzen bei den Tagen. Wie kann ich dann mit meiner Gebärmutter Freundschaft schließen? Wenn ich sie aus Verzweiflung und Hass herausoperieren würde, würde sie mir trotzdem noch wehtun. Das Frausein an sich ist ein Teufelskreis. Ich möchte perfekt sein und habe Wollust am Perfekten. Ich fühle mich wie ein gynäkologisches Wrack. Ich finde es nicht besonders schön, in einem Frauenkörper zu leben. – Bei der Reproduktionsmedizin gebe ich meine Seele an der Garderobe ab. Denn dort überschreitet man meine Grenzen.«

J: »Während der IVF habe ich versucht, nicht darüber nachzudenken und gar nichts zu fühlen. Ich habe alles mechanisch gemacht. Es hat mich gequält, dass ich mich eigentlich als gesunde Frau einreihen musste zu den Kranken. Ich war enttäuscht und gleichzeitig erleichtert, dass man doch etwas mit mir tut und mich nicht als gesunde Frau wegschickt. Aber ich habe mich auch finanziell ausgenommen gefühlt, dass man mich aus gesellschaftlichen Gründen mit bedient hat.«

K: »Die Gefühle fahren Achterbahn, es ist gut oder ich bin ein heulendes Elend, wie fremdgesteuert. Jemand ohne Gefühlspflänzchen kann nur ein Teufel sein,

> nur das Kind ist ein Beweis dagegen. Wenn ich ein Kind kriege, ist es, als ob der Tod unmittelbar vor der Tür steht. Ich habe Angst, ausgesogen zu werden.«

Ein solcher mütterlicher Emotionszustand wirkt sich zusätzlich zu den körperlichen Eingriffen mit Sicherheit nicht förderlich auf die ersten Entwicklungsschritte des Embryos aus. Daher sollte es ein selbstverständliches allgemeines soziales Anliegen sein, den betroffenen Frauen oder Paaren und damit zugleich deren zukünftigen Kindern eine geeignete psychische Unterstützung während dieser hochsensiblen Prägungszeit zur Verfügung zu stellen. Es sollte gesichert werden, dass das so entstandene Kind trotz aller medizinischen Anwendungen in ein Subjekt transformiert wird und kein Objekt der Technik bleibt. Damit wird ihm von Beginn an ein Lebensrecht eingeräumt. Und auch die betroffene Frau muss sich den Subjektstatus erwerben, um nicht zu einem Objekt der Befruchtung, ja sogar zu einem Teilobjekt »Unterleib«, reduziert zu werden, der als Ort der Leidenschaft, der Ängste und des Schicksals verleugnet wird.

Meine therapeutische Arbeit baut unter anderem darauf auf, mit den Frauen ein Symbol der durch die Technik zerstörten archaischen Fruchtbarkeit wiederzufinden und zu etablieren. Dafür eignet sich unser wunderbares deutsches Wort Gebärmutter. Dem Namen nach kann sie beides: mütterlich versorgend wachsen lassen sowie das Kind auf die Welt bringen und damit freigeben für etwas Neues, für das Leben in einer menschlichen Gemeinschaft.

Nach Hanna Segal ist »Symbolisierung eine dreiwertige Relation, d. h. eine Beziehung zwischen der Sache, die symbolisiert wird, der Sache, die als Symbol fungiert, sowie einem Menschen, für den das eine das andere darstellt« (Segal, 1990 [1957], zit. n. Nissen, 2014). Nissen folgert: Psychologisch formuliert, wäre Symbolik eine Beziehung zwischen dem Ich, dem Objekt und dem Symbol« (Nissen, 2014, S. 447). Weiter formuliert er: »Symbole sind damit eine Art Transmitter sowohl zwischen dem Bewussten und Unbewussten als auch zwischen der inneren und äußeren Realität« (ebd., S. 448). Nach Freud müssen die Sachvorstellungen der erlittenen Erfahrungen ihre Wortvorstellung finden.

In der Reproduktionsmedizin ist die erlittene Erfahrung die dem Frauenkörper entrissene Zeugung. Sie wäre die Sachvorstellung. Die Wortvorstellung wäre die fruchtbare Gebärmutter.

Für eine Symbolisierung braucht es eine Objektbeziehung, die im Rahmen einer psychotherapeutischen Begleitung oder im Mutter-Embryo-Dialog entstehen kann. Das Symbol repräsentiert nicht allein das Objekt, sondern die Objektbeziehung. Die Frau, die Mutter werden will, lernt in der Beziehung zu mir – sei es in der Sprechstunde oder anhand meiner besprochenen CD – anstelle von

Zahlen und medizinischen Begriffen wieder ihre tragende Gebärmutter als Symbol und damit als Schlüssel zu ihrer Fruchtbarkeit zu entdecken und einzusetzen. Die Symbolisierung der Gebärmutter geschieht mithilfe des durch die Präsenz des Objekts, also des Psychotherapeuten, hergestellten Raums. Zum Symbol suchen wir das Gefühl und zu den Gefühlen gehört auch die Reflexionsfähigkeit. Durch meine Identifikation mit ihrer mütterlichen Aufgabe erlebt die Patientin, wie sie ihre körperlich-seelische weibliche Potenz mit Ehrfurcht, Hingabe, Wertschätzung und Liebe stärken kann. Durch diese Konzeptualisierung entsteht nach Nissen ein seelisch verwendbarer Name und eine dreiwertige Relation, welche meine Abwesenheit als des Objekts überdauern kann. Nach J. Campbell ist ein Symbol – hier die fruchtbare Gebärmutter – eine lenkende, Energie wachrufende wirkende Kraft.

Vielleicht sollten wir uns an dieser Stelle auch einmal Gedanken darüber machen, wie unsere Kinder die neue technische Urszene und ihre Implikationen verarbeiten werden, auch, mit welchen Ängsten, Zweifeln und narzisstischen Herausforderungen sie sich dadurch konfrontiert sehen. Dafür zeigt uns eine weitere Kostprobe aus den Schulaufsätzen neapolitanische Kinder zur technischen Befruchtung im Reagenzglas einige Ideen:

> »Über Kinder im Reagenzglas weiß ich fast nichts. So von der Fantasie her könnte ich mir aber vorstellen, dass die Kinder bald nicht mehr nach der üblichen Methode, der ursprünglichen, gemacht werden, sondern dass sie in Zukunft in einem Glasröhrchen geboren werden. Das heißt, man vermischt das Beste vom Mann und von der Frau, und dann spritzt man die Flüssigkeit mit einer sehr dicken Spritze in den Bauch der Mama, und sie brütet es neun Monate lang aus, bis sie nicht mehr kann und es zur Welt bringt. Es würde mir aber überhaupt nicht gefallen, wenn es so wäre, weil man auf diese Weise perfekte künstliche Kinder schaffen kann und natürliche wie ich daneben alle hässlich und dumm scheinen. Gut, wenn das Experiment gelingt, könnten auch viele Giottos, Michelangelos und Raffaels geboren werden, aber wenn es nicht gelingt (wenn zum Beispiel ein winziger Glassplitter in die Mischung reinkommt und ins Gehirn geht), können auch Frankensteine und Wolfsmänner geboren werden. Ich meine, dass Kinder nicht im Labor hergestellt werden sollen, weil ein Mensch geboren werden soll, wie ihn seine Mama geschaffen hat und nicht als ein Produkt von einem verrückten Wissenschaftler.
>
> Nur den Männern, die in Bosnien die Frauen vergewaltigen, würde ich eine Reagenzglasspritze in den Bauch geben, dann würden sie auch Kinder kriegen müssen und würden mal merken, was es heißt, ein vergewaltigtes Kind zur Welt zu bringen!« (D'Orta, 1999, S. 30f.)

4 Der Mutter-Embryo-Dialog (M-E-D)

Sprache als Schlüssel zum Bewusstsein

Leben ist heilig. Es hat eine geistig-metaphysische Dimension, und dafür braucht es einen heiligen Ort. Mütterlichkeit ist das archaische Lebenspotenzial der Frau. Wird diese existenzielle Dimension missachtet, kann die Frau als Expertin ihres Körpers nicht zu einer aktiven, zeugenden Kreativität finden.

Das Reden mit dem Ungeborenen ist eine uralte Weisheit. In allen Kulturen gibt es ein intuitives Wissen um die vorgeburtliche Lebenszeit. Mütter, die sich auf ihr Kind freuen, haben schon immer mit diesem in ihrem Bauch Kontakt aufgenommen. Die in den 1970er Jahren von dem Holländer Frans Veldmann entwickelte Haptonomie hat für das Ungeborene zum Ziel, ihm durch liebevolles Berühren eine Bestätigung des seelischen Kontakts zu geben, damit es ein grundlegendes Sicherheitsgefühl aufbauen kann.

Die ungarischen Psychoanalytiker György Hidas und Jenö Raffai haben solche Gespräche als Bindungsanalyse (vorgeburtliche Bindungsförderung) erstmals in einem psychoanalytischen Kontext ausgearbeitet und in ihrem Buch *Nabelschnur der Seele* (2006) dargestellt. Dieses Gespräch zwischen Mutter und Kind findet in einem tagtraumähnlichen Zustand der Mutter statt, in welchem sie sich dafür öffnet, alle von ihrem Fötus kommenden Mitteilungen in Form von Bildern oder Gedanken auf ihrem inneren »Bildschirm« zu empfangen. Sie kann ihrerseits das Baby über ihre eigenen Gefühle, Gedanken und Erlebnisse informieren. Durch diese vorbewusste Kommunikation entsteht eine bisher unerschlossene Dimension, ein neuer Kanal, durch den die Mutter sogar etwas über das Wesen ihres Babys erfahren kann, was sich nach der Geburt bestätigen lässt. Mithilfe dieser heute sogenannten Mutter-Kind-Vater-Bindungsanalyse konnten

Hidas und Raffai die Frühgeburtsrate von 10 Prozent auf Null senken (Raffai, 2015, S. 131).

Nach Raffai ist die Gebärmutter ein Mehrgenerationen-Intrauterinraum. Wie er ausführt, »lebt das Baby im Mutterleib in einem komplizierten Beziehungssystem, und nicht nur seine Eltern, sondern auch seine Großeltern können auf es wirken« (Raffai, 2015, S. 102). Der Gedanke, Mutter zu werden, lenkt gerade die unbewussten Gefühle der Frau nicht nur auf ihre eigene Gebärmutter, sondern erweckt gleichzeitig die unbewusste Erinnerung an das potente Organ der eigenen Mutter und an die in ihm gelebte vorgeburtliche Zeit. In der Gebärmutter findet sich ebenfalls die seelische Repräsentanz der Generation der Großmutter mit ihrer Beziehung zur Mutter als Fötus. Eine Frau, die Mutter werden will, verbindet sich zur Weitergabe ihrer Fruchtbarkeit mit ihren vorangegangenen Generationen unter Einschluss von deren Problematik. Vor diesem Hintergrund erscheint es sinnvoll, zuvor konflikthafte oder traumatisierende Elternbeziehungen in einer Psychotherapie aufgedeckt, durchgearbeitet und betrauert zu haben. Hat eine Frau eine eigene entbehrungsreiche oder gefahrvolle pränatale Zeit erlebt, kann sich dieses innere Kind in einer Schwangerschaft »melden« und neben dem realen Fötus wahrgenommen werden und Aufmerksamkeit beanspruchen.

Im Gegensatz zu dem von Hidas und Raffai beschriebenen inneren Bildschirm der Mutter steht die heute übliche und von den meisten Frauen intensiv begehrte und herbeigesehnte Ultraschalluntersuchung ihres Embryos oder Fötus, welche die intrauterinen Kinder auf einem externen Bildschirm real abbildet. Durch eigene Erfahrungen in der oft männlich geprägten Berufswelt sowie durch die bildgebenden Verfahren der Medizin werden schwangere Frauen in ihrer Entwicklung oft von ihrer Weiblichkeit abgelenkt und neigen dazu, die Gynäkologie und vor allem die Reproduktionsmedizin mit ihren rationalen, objektiven Seiten in männlicher Weise von außen zu sehen und so ihre eigene Kompetenz, Kinder zu empfangen und gut auszutragen, infrage zu stellen bzw. das Vertrauen in diese Kompetenz abzugeben. Dann vertrauen sie nicht mehr ihrer Intuition und reduzieren den Kontakt zu ihrem vorgeburtlichen Kind oft auf die Ultraschalluntersuchung oder dessen fotografischer Abbildung. Eine meiner Patientinnen kaufte sich sogar selbst ein Ultraschallgerät, um jedes Mal die Kontrolle über das Leben ihres Embryos zu haben, wenn sie ihn nicht durch seine Bewegungen spürte. So können dem Kind ein wahrgenommener innerer Kontakt, liebevolles Sprechen und eine imaginierte Berührung abhandenkommen.

Um solchen Frauen, vor allem denjenigen, die ungewollt kinderlos sind, einen Halt zu bieten, braucht es nicht nur einen der vielen Kinder-(wunsch-)Ratgeber mit gutgemeinten Ratschlägen, sondern ein geschultes offenes Ohr, das hört, sortiert, entgiftet und den Gefühlen nachspürt, sowie ein volles Sprechen nach Lacan, wie es eine tragende, haltende Objektbeziehung anbietet. In der psychotherapeutischen Sprechstunde entlädt sich oft zunächst der angestaute Kummer, die Tränen fließen, die Verwirrung löst sich, eine spürbare Entspannung findet statt. Ungewollt kinderlose Frauen halten sich ja nicht für krank, sie wollen doch nur ein Kind, das Natürlichste der Welt! Sie sind auch nicht krank. Im Gegensatz zu den Neurotikern leiden sie nicht an sich selbst, sie haben nur ein Problem mit sich, das Problem keine Kinder zu bekommen. Sie erleben große Traurigkeit und Frustration und müssen bitter lernen, dass ein Kind keine selbstverständliche Gabe, sondern etwas Besonderes – ein Geschenk – ist, und dass auch ihre Biografie sowie ihre körperliche und seelische Konstitution dabei eine Rolle spielen.

Die Anregung der beiden ungarischen Psychoanalytiker – »Sprich mit dem Ungeborenen!« – war daher für mich der Einstieg in eine neue therapeutische Gesprächsform. Durch meine Zusammenarbeit mit einem Kinderwunschzentrum, in dem vielen Frauen eine Schwangerschaft versagt blieb, kam ich auf die Idee, den vorgeburtlichen Dialog mit den betroffenen Frauen bereits in die Zeit der Zeugung vorzuverlegen, um die Entstehung einer Schwangerschaft durch eine solche Vorbereitung gerade in den Problemfällen zu unterstützen. Mein Anliegen lautete: »Sprich mit dem Ungezeugten!«

Ich entwickelte ein Zwiegespräch, für das ich den Begriff »Mutter-Embryo-Dialog« (M-E-D) geprägt habe. Darin leite ich die künftige Mutter, möglichst in Begleitung ihres Partners, dazu an – tunlichst bereits vor der Zeugung – eine begehrende Beziehung zunächst zu ihrem Körper und später dann zu ihrem zukünftigen Kind aufzubauen, das im medizinischen System der Reproduktionstechnologie nicht vorkommt. Gut vorbereitet, kann der Uterushimmel (Grössing, 1994) auch für ein technisch erzeugtes Kind ein strahlender Sternenhimmel und ein bergendes Himmelszelt werden. Das Schwierigste ist der Entschluss zum Sprechen, sei es in der Psychotherapie oder beim Mutter-Embryo-Dialog.

Die gemeinsame Arbeit mit dem Mutter-Embryo-Dialog erwies sich als ein Schlüssel für den therapeutischen Zugang zum weiblichen Körper, der über das kognitive Bewusstsein hinausgeht und durch die damit verbundene Ansprache des Körpers eine neurophysiologische Veränderung des gesamten Organismus bewirken kann. Die Unfruchtbarkeit ist oft eine Blockierung von Körper und Gehirn; beide können nicht getrennt voneinander gedacht werden. Biologie ist immer ein neurophysiologischer Prozess. Psychologie und Biologie beeinflussen sich gegenseitig, sie geschehen simultan. Mit anderen Worten: Körperklima und Seelenklima sind in ständiger Wechselwirkung. Insbesondere die Freude, ein Kind zu erwarten – und nicht mehr die quälende Angst vor Verletzung und Verlust – verändert die gesamte Physiologie eines Menschen. Wir müssen also den Weg der Gefühle gehen – und zwar rechtzeitig –, um eine Veränderung vorzubereiten. Die Trauer muss bewältigt sein, das Vertrauen in den eigenen Körper etabliert, Selbstwertgefühl und Kompetenz müssen wiedergewonnen werden, die Fähigkeit zur Liebe (wieder) entdeckt und die Beziehung stabilisiert sein. Ein Kind zu zeugen ist gleichzeitig ein körperlich-erotischer und ein metaphysischer Prozess. Manche erleben ihn vergleichbar einem religiösen Akt.

Der Kontakt zum gewünschten Kind muss rechtzeitig geschehen und vorbereitet werden. Den Körper der Betroffenen auf Aufnahme, nicht auf Abwehr und Zurückweisung einzustimmen, ist bereits in der Phase der Zeugung entscheidend. Es geht darum, den Einnistungskampf in einen Einnistungstanz zu verwandeln. Tanz bedeutet Musik, Freude, Zugewandtheit und Lebenslust. Die hinduistische Religion geht davon aus, dass die Welt im Tanz erschaffen wurde. Aus dem »Du musst« ein Kind zu haben, sollte ein »Du darfst« entstehen.

Das Bild der Gastfreundschaft bildet für mich die Metapher für den Mutter-Embryo-Dialog. Die Gebärmutter ist das einzige menschliche Organ, das für uns Besuch bekommen kann. Schon Platon schrieb ihr Züge eines eigenen Wesens zu. Ihm zufolge ist sie ein nach Kindererzeugung gieriges Tier, das regelmäßig mit Sperma gefüttert werden müsse. Bei unserem Dialog entspricht die Gebärmutter dem Gastzimmer, der Embryo dem Gast, dem wir einen Vorschuss an Liebe gewähren. Für ihn schmücken wir das Haus, bereiten sein Zimmer vor, freuen uns im Voraus auf seine Ankunft und heißen ihn freudig willkommen. Sigmund Freud beschreibt den Mutterleib als »die erste, wahrscheinlich noch immer ersehnte Behausung, in der man sicher war und sich so wohl fühlte« (Freud, 1929, S. 450). Wir sehen dem embryonalen Kind mit dem »Glanz im Auge der Mutter« (Kohut, 1973) entgegen. Ein Gast gehört auch nicht der Gastmutter. Trotz der körperlichen Einheit hat er sein Eigenleben. Er kündigt sein Zimmer spätestens nach neun Monaten. Wir bitten ihn, bei uns zu bleiben, es sich wohlig und gemütlich bei uns einzurichten. Es ist eine Einladung, keine Aufforderung, ein Wunsch und keine Bestellung. Eine Patientin bezeichnete den Mutter-Embryo-Dialog als »die perfekte Einladung«. Eine weitere nannte als Voraussetzung, ein Kind aufnehmen zu können: »Man muss mit sich befreundet sein!«

Die Abhandlung des französischen Philosophen Jacques Derrida *Von der Gastfreundschaft* (2007) erscheint mir sehr geeignet, den Geist des Mutter-Embryo-Dialogs in seinen vielfältigen Verflechtungen aus philosophischer Sicht zu beleuchten. Derrida betont aus philosophischer Sicht die Notwendigkeit einer absolut unerschütterlich und verlässlich angebotenen Gastfreundschaft von authentischem Charakter, frei von unlauteren oder berechnenden Zielen. Er beginnt sein Werk mit der Frage nach dem Fremden, die gleichzeitig die Frage des Fremden ist. Aus meiner Sicht ist der Embryo für die Mutter ein Fremder, die Mutter möchte ihn, den Fremden, einladen und bietet ihm Gastfreundschaft an. Der Embryo muss die Mutter fragen, ob er eintreten darf, ob sie ihm, dem Fremden, Zuflucht vor dem sonst unausweichlichen Tode gewährt. Derrida: »Dies ist auch der Ort, an dem sich die Frage des Fremden als Frage (nach) der Gastfreundschaft mit der Frage nach dem Sein verbindet« (Derrida, 2007, S. 16). Dem Fremden, der um Gastfreundschaft bittet, dürfen wir nur antworten: »Komm, wie du auch bist, sei mein Gast!« Wie Derrida klarstellt, können wir vom Fremden nicht verlangen, dass er unsere Sprache spricht. Wäre der Fremde dann noch ein Fremder und könnte man dann noch von Asyl oder Gastfreundschaft sprechen? Und beginnt die Gastfreundschaft mit der Frage nach dem Namen? Wenn nach Derrida die Gastfreundschaft mit Liebe verbunden ist, fragen wir:

> »Wie heißt du? Sag mir deinen Namen, wie soll ich dich nennen, ich, der ich dich rufe, der ich dich bei deinem Namen rufen möchte? Wie werde ich dich nennen? Ebendiese Frage stellt man, ganz zärtlich, gelegentlich auch Kindern oder Geliebten. Oder beginnt die Gastfreundschaft damit, dass man empfängt, ohne zu fragen, in einer doppelten Streichung, der Streichung der Frage des Namens. Ist es gerechter und liebevoller, zu fragen oder nicht zu fragen? Beim Namen zu rufen oder ohne Namen zu rufen? [...] Gewährt man die Gastfreundschaft einem Subjekt? Einem identifizierbaren Subjekt? Einem Rechtssubjekt? Oder wird die Gastfreundschaft dem Anderen *gewährt,* ihm *geschenkt,* bevor er sich identifiziert, ja noch ehe er ein Subjekt usw. ist?«

Derrida hält die Frage nach dem Subjekt und dem Namen für eine Hypothese der Generationen (ebd., S. 29).

Diese Hypothese der neuen Generation muss eine Frau im Prozess ihrer Mutterwerdung dem Embryo gegenüber mit Begehren und vertrauensvoller Liebe rasch und ohne zu viel Zweifel und Zwiespalt bejahen, um Mutterschaft zu erringen. Beide sind aufeinander angewiesen, damit Leben stattfindet und der Einnistungskampf sich in einen Einnistungstanz verwandelt. Wie ich von vielen Frauen erfahren konnte, kann die Pflicht, die Bedrängnis, der familiäre Zwang, ein Kind zu gebären, einer Empfängnis und Geburt entgegenwirken. Entsprechend sagt Derrida, eine Gastfreundschaft dürfe weder eine Schuld begleichen noch von einer Pflicht geleitet sein. Sie sei vielmehr

> »ein Gesetz ohne Imperativ, ohne Befehl und ohne Pflicht. Kurzum: ein Gesetz ohne Gesetz. Ein Appell, der herbeiruft, ohne zu befehlen. Denn wenn ich Gastfreundschaft aus Pflicht übe [und nicht nur der Pflicht gemäß], ist diese Gastfreundschaft – aus – Pflichterfüllung keine absolute Gastfreundschaft mehr, wird sie nicht mehr jenseits von Pflicht und Ökonomie freundlich, freiwillig und unentgeltlich gewährt, wird sie nicht mehr dem Anderen geschenkt, ist sie keine Gastfreundschaft mehr, die für die Singularität des Ankömmlings, des unerwarteten Besuchers erfunden wurde« (ebd., S. 64).

Derrida lässt den Gastgeber aussprechen:

> »›Tritt rasch ein‹, rasch, das heißt unverzüglich und ohne zu warten. Das Begehren ist die Erwartung dessen, was nicht wartet. Der Gast muss sich beeilen. [...] Der Fremde, hier der erwartete Gast, ist nicht nur jemand, zu dem man sagt ›komm‹, sondern auch ›tritt ein‹, tritt ein ohne zu warten, mache Halt bei uns ohne zu warten, beeile dich einzutreten, ›komm herein‹, ›komm in mich‹, nicht nur zu mir, sondern in mich: ›besetze mich, nimm Platz in mir‹, was gleichzeitig auch bedeutet, ›nimm meinen Platz ein, begnüge dich nicht damit, mir entgegen oder zu mir zu kommen‹. Dies ist die ›so erhellende Logik eines ungeduldigen Herrn‹, der seinen Gast als einen Befreier, als seinen Emanzipator, erwartet. Es ist, *als ob* der Fremde die Schlüssel in Händen hielte« (ebd., S. 89).

In einer vergleichbaren Weise fühlen sich viele Frauen – manchmal hasserfüllt – dem Kind ausgeliefert, das trotz so großer Anstrengung nicht kommen will, aber so heftig ersehnt wird. Das Kind hält die Schlüssel in den Händen.

Auch in der Abstammung des Wortes Gastfreundschaft, Hospitalität, von dem Begriff »hostis« der gleichzeitig Gast und Feind bedeutet, können wir die Ambivalenz erkennen, die auch bei der Aufnahme eines Embryos bei der Mutter besteht. Ist der Fremde, das eigene Kind, Freund oder Feind, und werden wir uns lieben oder zerstören? Weil Selbsterhaltung vor Arterhaltung geht, können wir dem vorgeburtlichen Kind gegenüber fremdenfeindlich werden, wenn wir bewusst oder unbewusst das eigene Zuhause, den eigenen Leib, meinen schützen zu müssen. Dann wird das Kind zu einem feindlichen Subjekt und die werdende Mutter als Gastgeberin dessen Geisel. Der Gastgeber hat nach Derrida die Macht, »seine Besucher oder Gäste, denen er Gastrecht gewähren möchte, zu wählen, auszuwählen, zu filtern, zu selektieren« (ebd., S. 45).

Bei manchen angstbesetzten Schwangerschaften, in denen der Embryo als Parasit wahrgenommen wird, kann sich dieser Gedanke im unbewussten Erleben mancher ungewollt kinderloser Frauen zeigen. Die Folgen können Fehlgeburten oder Abtreibungen sein.

Sprache im Mutter-Embryo-Dialog

Der Mutter-Embryo-Dialog hat zum Ziel, die Frau, die Mutter werden will, in Kontakt mit ihrem eigenen Körper zu bringen. Das Gespräch mit den Fortpflanzungsorganen ist unser Weg dorthin. Wir geben dem Symptom der Unfruchtbarkeit eine sinnliche Bedeutung. Wir schaffen Raum für eine Entwicklung zu Weiblichkeit und Mütterlichkeit. Einige Frauen entdeckten zu meinem Erstaunen oft erstmalig, dass sie etwas Wertvolles in ihrem Körper haben – ihre Gebärmutter, die sie brauchen, um ein Kind zu bekommen. Bei mehreren Frauen bewirkte deren liebevolle und anerkennende Wertschätzung sogar, dass als Erstes vorhandene Menstruationsbeschwerden verschwanden. Bei anderen hat erst der Mutter-Embryo-Dialog den technisch erzeugten Embryo tatsächlich menschlich gemacht. Das Maschinelle verwandelte sich in Fleisch und Blut.

Der Dialog öffnet den Raum für Neues. Vieles spielt dabei eine Rolle: die Gedanken, die Stimme, die Fantasien, die Bilder, die Vorstellungen, die die Frau dazu anregen, sich zu entwickeln, zu wachsen und erwachsen zu werden. Etliche Frauen haben anfangs nur Gedanken, aber keine Worte. Zu Beginn brauchen sie manchmal meine Worte, um die Kommunikation mit ihrem Körper zu wagen. Für dieses mentale »Sich-Öffnen« biete ich den Schutz. Dann können andere, bisher ungeahnte Zusammenhänge im Gespräch folgen. Der Dialog wird zu einem Austausch zwischen Therapeut und Patient, eine neue psychoanalytische Erfahrung für beide Beteiligte. In diesem Erleben vollziehen die Patientin und ich eine Transformation, von der vorher nicht gedacht werden konnte, dass sie geschieht.

Alle Schichten der Entwicklung des Seins der Frau können zur gleichen Zeit im Mutter-Embryo-Dialog präsent sein und in einen Dialog treten: die Schicht des Fötus, des Kindes, des Adoleszenten und der werdenden Mutter. Einige Schichten können eingekapselt sein und nicht in die Sprache einfließen. Der Fortschritt liegt in deren Öffnung. Da es keinen Plan gibt, müssen wir etwas Neues entdecken, um Raum zu schaffen – wie in dem Kinderspiel »Sesam, öffne Dich«.

Sprache ist auf mehreren Ebenen wirksam. Nach Freud schafft sie Bewusstsein. Nach Heidegger ist sie der Ort des Seins, an welchem der Lebende leben kann. Darüber hinaus bietet das Sprechen der Frau eine Klanghülle, einen Container für ihre unausgesprochenen Gefühle und Empfindungen und besitzt damit eine Übergangsfunktion. Worte können verändern, wenn sie beruhigen.

»Das Wesen der Sprache ist Freundschaft und Gastlichkeit«, sagt der Philosoph Emanuel Lévinas (1993, S. 444). »Sprache schafft Wirklichkeit«, sagt Yasmina Reza in ihrem Schauspiel *Ihre Version des Spiels*.

Wir können Sprache in den präverbalen – ja sogar in den pränatalen – Raum einführen und therapeutisch wirksam machen, wie dies momentan von verschiedenen Ansätzen her geschieht. Der Dialog, den die werdende Mutter mit ihrem bereits vorhandenen oder ersehnten Kind führt, besteht aus einer fantasievollen, affektiven Sprache, die Bilder mit malerischen, mit für sie selbst eindrucksvollen und erfahrenen, sinnlich belegten Konnotationen enthält. Die dort geprägten Metaphern setzen sich natürlich im therapeutischen Gespräch fort. Sigmund Freud formuliert es folgendermaßen: »Das Denken in Bildern ist [...] nur ein sehr unvollkommenes Bewußtwerden. Es steht auch irgendwie den unbewußten Vorstellungen näher als das Denken in Worten und ist unzweifelhaft onto- wie phylogenetisch älter als dieses« (Freud, 1923, S. 248).

Ursula Volz-Boers (2013) fordert – auf der Grundlage der vorgeburtlichen Arbeit von Raffai – mit Recht eine Sensibilisierung der sensorisch-intuitiven Wahrnehmungsfähigkeit des Psychoanalytikers für die Körperempfindungen von Erwachsenen mit prä- und perinatalen Traumatisierungen. Diese Technik erweitert die psychoanalytische Grundregel um die Aufmerksamkeit für Körperempfindungen und arbeitet speziell mit der Gegenübertragung. Sie ermöglicht bei Erwachsenen, verschüttete pränatale traumatische Erinnerungen zu reaktivieren und eine integrative Arbeit in Gang zu setzen.

Der Psychoanalytiker Sebastian Leikert (2016) beschäftigt sich mit den paraverbalen Aspekten des analytischen Geschehens. Er hat den Begriff »kinästhetische Semantik« vorgeschlagen, um die Verbindung der kinetisch-körperlichen Ebene und der präverbal-ästhetischen Dimension unter anderem auch in der klinischen Situation zu untersuchen. Im Zuge des In-die-Sprache-Hebens freier Assoziationen von Körperwahrnehmungen ist er auf verkapselte Engramme, Gedächtnisspuren des episodischen oder impliziten Gedächtnisses, gestoßen, die aus vorsprachlichen frustranen oder traumatischen Interaktionen mit den Primärpersonen stammen. Diese bleiben von weiteren Transformationsprozessen durch Wachstum oder Spiegelung ausgeschlossen. Nach Bollas (2005 [1987], zit. n. Leikert, ebd., S. 1) persistieren sie aber in »Symptomen« oder »Stimmungen«.

Statt der Einführung eines Parameters nach Eissler (1953) hält Leikert es – ebenso wie ich selbst – für erforderlich, »dieser Schicht eine *eigene Bühne innerhalb des analytischen Raumes* zu errichten« (Leikert, 2016, S. 7, Hervorh.

i. O.). Und weiter: »In die Übertragung hineinzugehen impliziert hier die Bereitschaft, sich wirklich jenseits der verbalen Welt aufzuhalten« (ebd., S. 8). Leikert nennt dies »einen Wechsel des Registers« und hat es sich »auch zum Prinzip gemacht, in diesen Zonen der Zusammenarbeit ganz und gar auf Deutungen zu verzichten« (ebd.) und sich auf die Körperwahrnehmungen seiner Patienten zu konzentrieren. »Szenisch werde ich auf diese Weise zur präverbalen Mutter, die sich den Spannungen des Säuglings zuwendet, diese containt und dadurch beruhigt (ebd., S. 7)«. Leikert erlebt diese gemeinsame Wahrnehmung von Körperempfindungen wie eine faktische Berührung.

Ein solches Symptom (verkapseltes Engramm) kann meines Erachtens zum Beispiel eine nicht verfügbare Fruchtbarkeit der Frau sein, die ich versuche, mit der Körperarbeit durch die Sprache im Mutter-Embryo-Dialog zu bearbeiten. Dort können sich – oft angestoßen durch meine »Worte an die Gebärmutter« oder durch neue Empfindungen der Patientin – eigene eingekapselte Affekte, Schichten und früheste vorsprachliche Erinnerungen einen Weg zum Bewusstsein bahnen. Dies sind in der Regel pränatale und perinatale Erfahrungen.

Wie die in Kapitel 3 erwähnten Äußerungen meiner Patientinnen in der Psychotherapie zeigen, funktionieren viele Betroffene wie eine Maschine – körperfremd und seelenfremd – abgespalten von ihren Gefühlen. Sie müssen eine Transformation des Maschinenähnlichen oder Todesnahen zu etwas machen, das lebendig ist und eine Seele hat. In diesem Sinne verstehe ich auch die plötzlich auftauchende freudige Feststellung einer Patientin beim Mutter-Embryo-Dialog: »Ich habe ja ein menschliches Wesen in meinem Körper!« Damit hat sie entdeckt: Der Embryo ist zwar nur ein Zellhaufen, aber die potenteste Zellstruktur der Welt und das ersehnte künftige Kind.

Bei der medizinisch assistierten Befruchtung ist der folgerichtige psychotherapeutische Weg, für die abgeschaffte und entzauberte Zeugungs- und Bindungslust einen neuen Ort zu schaffen. Das Begehren ist oft der Forderung nach einem Kind gewichen. Die Frau kann aber ein leidenschaftliches, nach außen hin unsichtbares Verlangen nach einem Kind der asexuellen instrumentellen Atmosphäre und dem erfrorenen Begehren der IVF-Klinik entgegensetzen. Die mütterliche Körperwärme, ein Zeichen von guter Durchblutung, erleichtert dem Embryo die Einnistung. Die Frau oder das Paar setzt auf die Kraft von Gedanken und Gefühlen, die den Körper »heiß« machen. Diesen Vorgang bezeichne ich als vergeistigte Zeugungslust. Die Frau lernt, ihre Fortpflanzungsorgane und ihr imaginiertes, später intrauterines Kind mit einer in der Vorstellung gebildeten inneren Hand zu berühren und zu streicheln. Körperliche Ansprache oder Berührtwerden ist eine Urerfahrung, ein Grundbedürfnis eines jeden Menschen und ein Anreiz zum Wachsen. Wir berühren nicht nur mit Händen oder unserem Körper (wie dieses menschliche Verlangen heute mit Kuschelpartys befriedigt wird), sondern auch mit Imaginationen, Worten, Blicken, Gedanken und Gesten.

Nach meinen Erfahrungen zeigen sich bei den IVF-Frauen oft fehlende oder erstaunlich geringe Repräsentationen oder Vorstellungen von weiblichen Geschlechtsorganen, Gebärfähigkeit, Mutterwerden oder Mütterlichkeit. Auch kannten sich einige betroffenen Frauen mit ihrem weiblichen Körper nicht gut aus, schätzten ihn wenig wert oder waren auf mütterliche Gefühle schlecht vorbereitet – oft deswegen, weil ihnen ein inneres großzügiges, mütterliches Identifikationsobjekt fehlte. In den vielen Mutter-Embryo-Dialogen, die ich inzwischen mit den betroffenen Frauen durchgeführt habe, erkannte ich nach und nach, dass diese therapeutische Arbeit eine sehr wichtige Bedeutung hat, die aber über die Vorbereitung für das Entstehen einer Schwangerschaft weit hinausreicht. In diesem Zwiegespräch geht es um die Etablierung einer inneren Mutterrepräsentanz durch die Identifikation mit meiner mütterlichen Haltung sowie um das Wiederfinden oder den Aufbau eines in unserer Objektbeziehung wurzelnden Symbols für Schwangerschaft und Mutterschaft, das durch die technische Reproduktion zerstört wurde.

Das menschliche Instrument der Sprache kann trotz der dort benutzten technischen Instrumente die notwendige Seelenkommunikation ermöglichen. Dadurch können die betroffenen Frauen sich wieder leichter auf ihre eigene, archaische, zeugende weibliche Potenz besinnen. Auch Gefühle wie Ängste und depressive Verstimmungen reduzieren sich. In seinem ausführlich recherchierten Buch *Vorgeburtliches Bewusstsein* (2012) schreibt der US-amerikanische Psychologe und Psychotherapeut Arthur Janov, dass Liebe vor der Geburt beginnt, und eine werdende Mutter zu ihrem Kind in der »Uterus-Sprache« spricht. Obwohl dies eine Sprache ohne Worte ist, besitze sie eine große Macht – vielleicht die größte, die wir in unserem Leben erfahren. Diese Äußerungen der Zuneigung drückten sich in der Energie der Mutter aus, in ihrer Leidenschaft und Sexualität. Die Befriedigung der Bedürfnisse eines ungeborenen Kindes ist für Janov eine Frage von »Leben und Tod« (Janov, 2012, S. 14). Der Persönlichkeitstyp des Kindes ist also nicht ausschließlich genetisch bedingt, sondern wird durch den mütterlichen »Download« während der Schwangerschaft geprägt (ebd., S. 15).

Das mit Worten, bewussten und unbewussten Erinnerungen von sinnlichen Erfahrungen, inneren Bildern und fantasierten Berührungen aufgeladene Symbol Gebärmutter kann eine mütterliche Hülle konstituieren. Als Gedankenmodell stelle ich mir die russischen Babuschka-Holzpüppchen vor, deren jeweils kleinere in der nächstgrößeren liegt. Die äußere, größte Babuschka ist die Therapeutin. Sie bietet der darin befindlichen Puppe, der Wunschmutter, eine Erfahrung mütterlichen Containments. Diese wiederum konstituiert ihre Gebärmutter, das nächstkleinere Püppchen, als liebevolles, haltendes Muttersubstitut oder als innere Repräsentanz einer guten Mutterfigur. In ihr ruht als Kleinstes der Embryo.

Wird ein Kind mit einer derart liebevollen Begleitung von Anfang an ausgestattet, können psychische Schäden, deren Risiko bei Vorgängen der Reproduktionsmedizin immanent gegeben ist, für das Kind verringert und somit ein Grundstein für seine Gesundheit gelegt werden. Einige meiner Patientinnen bedanken sich ausdrücklich für diesem »Umweg« zum Kinderkriegen, denn es habe sich ihnen eine völlig neue Welt aufgetan.

Auch das unabänderliche Ausbleiben und der endgültige Abschied von einer Schwangerschaft, für deren Zustandekommen man so viel gegeben hat, ist mit den im Mutter-Embryo-Dialog gelernten Fähigkeiten von mütterlicher Zuwendung und liebevollem Umgang mit dem eigenen Körper leichter zu ertragen. Die Frauen fallen nicht in ein depressives Loch von Kränkung und Selbstentwertung. Sie leiden zumeist auch nicht unter verbittertem Neid auf diejenigen, deren Kinderwunsch in Erfüllung ging.

Mein Vorgehen beim Mutter-Embryo-Dialog

Der Mutter-Embryo-Dialog besteht aus zwei Abschnitten: Im ersten Teil bringen wir die Patientin im Liegen nach einer einleitenden Phase der Körperentspannung zunächst in Kontakt mit ihren inneren Geschlechtsorganen – Eierstöcke, Eileiter und Gebärmutter –, die ihr Zeugung und Schwangerschaft ermöglichen sollen. Nach meinem Motto »Die Gebärmutter hört auf Ihr Kommando« versuche ich, eine erste bewusste Aufmerksamkeit der bis dahin oft kaum wahrgenommenen Körperregion zu gestalten und mit der Patientin ein inneres Bild mit eigener fantasievoller Ausgestaltung zu erarbeiten. Implizit kümmern wir uns damit um den Lebensraum des zukünftigen Kindes, die Gebärmutter – seinen Container (Bion). Diese entscheidet innerhalb weniger Tage nicht nur über die Annahme oder Verwerfung des Embryos – also über dessen Leben oder Tod –, sondern auch über die Qualität der Einnistung und damit über den Verlauf der Schwangerschaft. Dadurch werden unbewusst einerseits die impliziten Körpererinnerungen der eigenen Zeit im Mutterleib, nach Freud hoffentlich »die erste, wahrscheinlich noch immer ersehnte Behausung« (1929, S. 450), wachgerufen. Andererseits beginnt damit die erste mütterliche Aufgabe der Frau, auf eine gute Umgebung ihres künftigen Kindes zu achten.

Erst nach der Gestaltung des »Hauses« beginnt der zweite Abschnitt und rücken die Verschmelzung von Eizelle und Spermium (erste »Hochzeit«) und der daraus entstandene Embryo, das eigene Kind, ins Zentrum des Dialogs. Mithilfe der Sprache etablieren und festigen wir von Anfang an eine sichere Beziehung zu ihm, bei welcher oft auch der Vater eingeschlossen wird. Das Kind wird bei der extrakorporalen Befruchtung möglichst schon bei der Zeugung, seiner eigentlichen Geburt, mit liebevollen Worten bedacht und mental in eine sinnliche Begegnung mit seiner zukünftigen Mutter eingebunden. Ein begehrendes Denken an ihn schafft Freude und Sehnsucht, ihn endlich im eigenen Leib zu verspüren, dem einzigen Ort, an dem er überleben kann. Zeugen der Zeugung zu sein, auch wenn sie im Labor stattfinden muss, erlaubt, schon diesen Moment bewusst und mit zärtlichem Begehren zu erleben. Bei der medizinisch assistierten Befruchtung kann das Gefühl, das Kind leidenschaftlich zu begehren, ein wenig für die fehlende Leidenschaft entschädigen, mit der Kinder sonst spontan gezeugt werden. Sich ein Kind sehnlich zu wünschen kann in gewissem Sinn als Antidot der entsexualisierten öffentlichen Zeugung und der oft als bedrückend empfundenen Allmacht der IVF-Klinik wirken. Denn ihrem werdenden Kind einen offenen Geist und eine unbeschädigte Seele zu geben, bleibt allein die Aufgabe der Mutter.

Im therapeutischen Setting übertragen die Frauen eine einfühlsame Mutterfigur auf mich, die es ihnen erlaubt, sich liebevoll, ja autoerotisch mit ihrem Körper zu befassen. Durch diese lustvolle Erfahrung und gefühlsmäßige Verbindung der Frau mit ihren Fortpflanzungsorganen wird gleichsam ein »Flirt« mit dem ersehnten Kind möglich.

Für den Mutter-Embryo-Dialog verwende ich meist die Erzählform, das Narrativ. Hierbei nutze ich die Erkenntnisse, die ich in der vorangegangenen Psychotherapie über lebensgeschichtlich wichtige traumatische Ereignisse – vor allem bezüglich Kinderwunsch, Zeugung und Geburt – sowie über die Gefühle der Patientin gewonnen habe. Soweit die Patientin nicht selbst formulieren kann oder möchte, konstruiere ich daraus eine Geschichte, die ich der Gebärmutter dieser Frau – und damit natürlich ihr selbst – in dem meditativen, körperbezogenen Kontext des Mutter-Embryo-Dialogs in einfachen, verstehenden und vorurteilsfreien Worten erzähle. Ich befinde mich ihr gegenüber in doppelter Stellvertretung: Zum einen spreche ich oft zunächst anstelle der Patientin, zum anderen spreche ich zu der Gebärmutter der Patientin anstatt direkt zu ihr selbst. Mein Sprechen geschieht oft mit einem »resonanten« Unbewussten, in einem dyadischen Bewusstseinszustand, wie es E. Tronick beschreibt (Tronick, 2007, zit. n. Buchholz & Gödde, 2013, S. 867). »Es entsteht resonating mind aus dem Zusammenspiel von Arbeitsbündnis, Intensität der emotionalen Kommunikation, vielleicht auch aus

Resonanzeffekten der Spiegelneuronen« (ebd., zit. n. Buchholz & Gödde, S. 866). Ich finde spontan die Worte, als ob ich selbst meinen Körper und meinen Geist in Identifikation mit meiner Patientin mit allen meinen Fähigkeiten auf ein Kind vorbereiten müsste. Hierzu sei noch einmal Levine zitiert:

> »Wenn der Analytiker sich mit ›dürrem Material‹ dieser Art konfrontiert sieht, das in ihm kaum eine imaginative oder assoziative Reaktion hervorruft, muss er einen Weg finden, wie er anfangen kann, ›für zwei Menschen zu assoziieren, mit der (in ihm selbst) ausgelösten Signalangst zu arbeiten und so Theorien zu konstruieren und (sich selbst) Geschichten zu erzählen‹ (Aisenstein 1993, S. 372), damit auf diese Weise ›stellvertretend‹, intersubjektiv und nachträglich Bedeutungshaltigkeit und Symbolik geschaffen werden können« (Levine, 2014, S. 801).

Mit dieser impliziten Beziehung mache ich mich auch zum Zeugen dessen, was die Frau erlebt und erlitten hat.

Bereits in dem ersten Abschnitt des Mutter-Embryo-Dialogs, dem Gespräch mit der Gebärmutter, können viele Gefühle ihr gegenüber freigesetzt werden. Eine Frau wird sich vielleicht erinnern und es ihrer Gebärmutter mitteilen, als wie unwichtig oder gar lästig sie dieses Organ bisher empfunden hat, wie sie – traurig, wütend, empört oder schuldbewusst – frühere Abtreibungen oder Fehlgeburten gerade ihr zugeschrieben hat.

Es gilt, häufig vorhandene Ängste vor einem Scheitern der gewollten Schwangerschaft im zweiten Abschnitt des Mutter-Embryo-Dialogs abzubauen. Denn diese Angst schüttet im mütterlichen Körper Stresshormone aus, die einer Schwangerschaft im Wege stehen und auch das entstehende Kind auf vielen Ebenen schädigen. Die unbewusste Angst vor dem ersehnten Kind kann wie eine Antibabypille wirken. Angst und Liebe sind Gegenspieler. Gelingt es der Frau, mehr an ihren Embryo zu denken – also an das »Du« und nicht nur an sich, das »Ich« –, kann ihre Liebe wachsen, und sie erleichtert dem Kind durch eine sichere Bindung die Einnistung in der Gebärmutter. Die Frau geht dabei lediglich das Risiko einer unbeantworteten Liebe ein, der Embryo aber riskiert seiner Natur nach viel mehr, nämlich sein Leben. Er nimmt dieses Risiko für seine Lebenschance in Kauf. Dies mache ich im Dialog deutlich.

Bei unserer gemeinsamen Arbeit können negative Projektionen auf die Gebärmutter, die oft mit Trauer gepaart sind, zurückgenommen werden. Versöhnung kann stattfinden, auch Dankbarkeit mag auftauchen. Das Körperklima kann sich wandeln. Dieses innere Zwiegespräch bietet Raum und Zeit der Besinnung und Stille jenseits der Alltagshektik und wird so zu einem Begegnungsort. Ich versuche, der Patientin in jedem Moment das zu geben, was sie benötigt, das heißt, mit meiner Anwesenheit stets in der Gegenwart zu sein. Ich leite sie dazu an, nicht als Erstes an ihre eigenen Befindlichkeiten und ihre mit der Schwangerschaft verbundenen Risiken zu denken, sondern dem werdenden Kind genügend Raum zu geben.

Erstaunlich häufig kommen Paare gemeinsam direkt nach dem Embryotransfer zu mir, um dieses intime Zwiegespräch zur Begrüßung des zukünftigen Kindes im Mutterleib gemeinsam zu erleben. Die Einbeziehung des Vaters von Anfang an ist, soweit nicht spontan vorhanden, oft eine Errungenschaft einer Bindungsanalyse nach Raffai (besser bezeichnet als pränatale Bindungsförderung). Durch die Einbeziehung des Vaters wird der trianguläre Raum konstituiert und erlebbar, der den bei der technischen Befruchtung oft unbewusst vorhandenen mütterlichen Fantasien einer Parthenogenese Einhalt gebietet. Präsenz, charakterliche Reife und Unterstützung durch den Vater spielen eine große Rolle für das Gelingen einer Schwangerschaft. Fällt der Vater in dieser wichtigen Zeit, aus welchen Gründen auch immer, aus, bricht der trianguläre Raum zusammen – mit allen Folgen für das sich entwickelnde Kind.

Im Laufe meiner Erfahrungen mit dem Mutter-Embryo-Dialog haben sich immer neue Möglichkeiten seiner Anwendung aufgetan. War dieses Zwiegespräch anfangs nur dafür gedacht, die Chancen einer Frau auf Schwangerschaft zu erhöhen, so ergaben sich zunehmend andere Situationen, in denen die Frauen selbst den Wunsch nach diesem inneren Dialog äußerten oder es meinerseits therapeutisch förderlich erschien. Außer bei der Unterstützung einer spontanen oder technischen Schwangerschaft gebrauche ich den Mutter-Embryo-Dialog inzwischen überdies zur Begleitung und Aufrechterhaltung einer Schwangerschaft, bei vorzeitiger Wehentätigkeit und drohender Fehlgeburt, als Abschiedsritual nach einem Abort oder einer notwendigen Schwangerschaftsunterbrechung, zum Abschluss einer gelungenen Geburt als Ausdruck des Dankes an die Gebärmutter sowie seit Kurzem zur Optimierung der Eizellgewinnung beim Social Freezing. Wie erste Erfahrungen gezeigt haben, kann ein solches meditatives Gespräch eine gute Unterstützung der Eizellgewinnung sein, indem es die Frau emotional öffnet und ihre körperlich-seelischen Energiereserven steigert.

Dies zeigt das Beispiel von Mia für den Fall der Aufrechterhaltung einer Schwangerschaft:

> »Heute Morgen hatte ich frisches hellrotes Blut. Ich habe sofort den Mutter-Embryo-Dialog gemacht, es war alles in Ordnung. Das Baby war quirlig, der Gebärmutter geht es gut. Die Gebärmutter ist eine ältere reife Frau, wie eine uralte

Hebamme mit Wissen und Verständnis. Der Frauenarzt hat bestätigt, dass alles in Ordnung ist, aber ich wusste es schon. Mein Kind redet mit mir. Es fragt mich, wie es mir geht. Es ist etwas komplett Neues, es ist so fröhlich und zweifelt an gar nichts. Es ist vollkommen zufrieden. Mein Mann lächelt dem Baby jeden Tag aus der Ferne zu, weil er verreist ist.« – Sieben Tage später: »Im Mutter-Embryo-Dialog suche ich mein Baby, erzähle Märchen, ich beruhige mich und habe mich wieder erholt. Der Dialog hat so schöne Formen angenommen. Wenn ich die Gebärmutter frage, ob ich mein Kind besuchen darf, höre ich gleich schon das Kind ›Mama, Mama‹ rufen. Es hat mir gesagt, dass es ein Mädchen ist [Dies bestätigte sich später]. Das nimmt ganz tiefe Formen an. Das kann man sich nicht ausdenken, das ist wahr! Beim Stress in der Schule wird der Bauch hart. Ich war kurz davor, ein Drama zu machen. Das hat sich aber mit dem Mutter-Embryo-Dialog aufgelöst. Ich wollte zu lange nicht erwachsen werden!«

Drei meiner Patientinnen entdeckten in der Psychotherapie während der Zeit der Vorbereitung oder in der frühen Zeit einer Schwangerschaft, dass sich in ihrem Inneren plötzlich ihr eigenes, früher zu kurz gekommenes Kind meldete, das sie einst waren. Sie fühlten nun selbst dessen ungestillte Bedürftigkeit nach schützender Aufmerksamkeit und Fürsorge, die sie bei mir fanden und genießen durften und die sie bereit waren, ihrem eigenen Kind zukommen zu lassen.

Patientin 1: Vera

Vera, die drei Jahre in vierstündiger Analyse bei mir war, stammt von einem Bauernhof, auf welchem Kühe wichtiger sind als Kinder, weil diese nichts einbringen. Kinder zu stillen und zu verwöhnen, gehört zur fernen Welt von Tante Amalie, Vaters entwerteter Schwester, die laut Vera »die Gene der Nutzlosigkeit« verkörpert. Vera fühlt sich verstrickt in einen »Teufelskreis von Zerstörung, zwanghafter Pflichterfüllung und Hektik, ein Strudel von Hass, Wut, Neid und Trauer, aus dem mich nur ein Kind befreien kann«. Ein Kind zu bekommen, heiße für sie, selbst zu überleben. Ohne Kind sei sie ein toter Ast der Familie, und die Arbeit ihrer Eltern an ihrer Person sei umsonst gewesen. In »Anfällen von Verzweiflung« lernt sie sich selbst zu beruhigen, »als ob ein Teil aus mir herausschlüpft und beruhigend mit mir spricht«. Sie spürt nun angstvoll das verletzte und traurige Kind in sich und gibt ihm den Namen Suse, Vaters früherer Kosenamen für sie. Das verlorene Kind in ihr würde wieder geboren, wenn sie ein Kind zur Welt brächte. Als sie noch unwissentlich schwanger im Weihnachtsgottesdienst einer Schwangeren aus der Sterilitätssprechstunde begegnet, brüllt das verzweifelte Kind in ihr, das Gleiche zu wollen: »Ich fühlte mich wie eine überforderte Mutter, die alle Hände voll zu tun hat, um mein Kind zu ertragen und zu beruhigen.« Eine ganze Stunde lang habe sie für dieses Kind gebraucht, für das sie sich verantwortlich fühlte, damit es sich nicht zu Tode brüllt und es tatsächlich geschafft. Sie teilt den inneren Kampf während des Gottesdienstes in vier Phasen ein. In der ersten Phase war sie beinahe als ganze Person das schreiende Kind, war depressiv und wartete, dass ich ihr helfe. In der zweiten Phase kamen Wut, Neid und Missgunst gegenüber der anderen Schwangeren in ihr hoch. Erst in der dritten Phase erkannte sie, dass nur ein Kind so brüllen kann, und dass das nicht ihrer Erwachsenenseite entspricht. In der vierten und fruchtbaren Phase habe sie eine innere Zweiteilung erlebt, in der sie über das Terror ausübende Kind nicht verärgert war, sondern Mitleid mit dessen Verletzung und Hilflosigkeit fühlte. In der Schwangerschaft hatte sie eigentlich zwei Kinder: ihr eigenes inneres Kind, das schreit und Kraft braucht, und das neue. Sie fragt und hält Zwiesprache mit ihrem Körper, wie es ihren Kindern gehe. Sie horcht genau in sich hinein. Wenn die Angst sie überwältigt und die Verkrampfung sie befällt, streicht sie über ihren Bauch und denkt: »So, liebe Kinder, beruhigt euch wieder. Ich bin ja da, und alles wird gut«.

Patientin 2: Frieda

Nach 13 erfolglosen Befruchtungsversuchen erkennt Frieda während einer zweijährigen Psychotherapie, dass das vorgeburtliche Kind, welches sie einmal war – sie nennt es die kleine Frieda –, große Ängste vor einem eigenen Kind hat, ja dieses »pränatale Ich« die erwachsene Frieda in regressiven Verarbeitungsmechanismen nicht schwanger werden lässt. Denn Frieda erlebte wegen Blutungen und rezidivierender vorzeitiger Wehen ihrer Mutter eine äußerst gefährdete intrauterine Zeit, oft dem Tode näher als dem Leben. Außerdem hat ihre Mutter, die sich gerade von ihrem Mann trennen wollte, keine Liebe für ihr Baby im Bauch empfunden. Dieses implizite Wissen war im prozeduralen Gedächtnis ihres Körpers abgespeichert. Kurz vor der nächsten geplanten ICSI führen wir gemeinsam den Mutter-Embryo-Dialog. Jetzt entschließt sie sich, der vorgeburtlichen kleinen Frieda einen körperlich-seelischen Platz in der Nähe ihres Herzens zu geben. Dann hat sie in ihr einen sicheren Platz, fern von der Gebärmutter, und kann Friedas verantwortliche Arbeit, für eine eigene Schwangerschaft zu sorgen, nicht stören. Sie hat große Angst, den einst für sie selbst so unsicheren Innenraum ihrer Gebärmutter mental zu besuchen. Nachdem sie der kleinen

Frieda den Platz in der Nähe ihres Herzens gegeben hat, gibt sie auch ihrer eigenen Mutter dort einen Platz. In der Fantasie setzt sie ihre Mutter dort auf einen kleinen Schemel und lässt sie auf ihr kindliches Ich aufpassen. Wenn sie nun den täglichen Mutter-Embryo-Dialog durchführt, stattet sie auch diesen beiden imaginierten Personen in sich selbst einen geistigen Besuch ab und sieht, dass es ihnen gut geht. Damit hat sie in ihrer Psyche zwei Dinge erreicht: Erstens verbannt sie nicht nur sich selbst und ihre eigene Angst, sondern auch ihre Mutter aus ihrer Gebärmutter. Durch diese strikte örtliche Abgrenzung und Eingrenzung der Macht ihrer vorgeburtlichen Mutter und ihres pränatalen Ich will sie eine Wiederholung des erlittenen Traumas für ihr Baby verhindern. Zweitens hat sie damit in sich selbst eine liebevolle, geduldig abwartende, unerregte Mutterfigur geschaffen, die – im Gegensatz zu ihrer vorgeburtlichen Zeit – gut auf die kleine Frieda aufpasst und sie beruhigt. Während eines Mutter-Embryo-Dialogs sagt die Patientin zu ihrem inneren Kind, der kleinen Frieda: »Liebes kleines Ich! Du bist immer noch mit deiner wirklichen Mutter oder mit meiner jungen Mutter zusammen! Du kannst etwas nachholen, und Ihr beide kümmert Euch nicht darum, was in meiner Gebärmutter passiert.« Unter heftigem Weinen erklärt sie mir: »Es soll die Geborgenheit nachholen! Ich gönne mir und Euch Ruhe. Wir warten auf das neue Baby. Das kleine Ich liegt ganz ruhig in mir, nicht mehr so angespannt und ängstlich wie die letzten Wochen, aber immer noch zusammengekauert. Meine Mutter sitzt ja auch in der Ecke. Ich gebe ihr mein vorgeburtliches Ich in den Arm. Jetzt, wo meine Mutter keine Angst mehr hat, schafft sie es bestimmt gut, es zu beruhigen. Jetzt fühle ich auch mich ganz friedlich und nicht so aufgewühlt wie die letzten Male. Da war ich noch mehr das kleine Ich, heute bin ich jemand anderes.« Bei dem nächsten Embryotransfer, dem zweiten während unserer Psychotherapie, wird Frieda nach den vielen vergeblichen Versuchen zum ersten Mal schwanger und bringt ihre Tochter zur Welt.

Patientin 3: Mia

Mia hält in der einjährigen Psychotherapie lange Zeit daran fest, dass ihre Mutter sich immer sehr für sie eingesetzt und interessiert habe. Nach drei Fehlgeburten ist sie glücklich über ihre jetzige Schwangerschaft, inzwischen ist sie in der 23. Schwangerschaftswoche. Sie wundert sich jedoch über zwei Gefühle: Erstens muss sie ihr Kind immer mit ihren Händen vor dem Bauch schützen, besonders wenn sie in der Küche mit einem großen Messer hantiert. Zweitens kann sie trotz intensiv ersehnter Schwangerschaft keine richtige Freude zulassen, fühlt immer eine »innere Handbremse und einen Schleier auf ihrem Herzen«. Als sie den schmerzhaften Gedanken zulässt, dass ihre Mutter nicht »die perfekte Traummama« war, sie nicht geschützt und oft allein gelassen hat, ja, sie als ungewollten Nachzügler nach zwei größeren Kindern bis zum vierten Schwangerschaftsmonat für ein Magengeschwür hielt, muss sie heftig weinen. Bisher habe sie die Fehler ihrer Mutter nicht sehen können, weil sie »so groß und gewaltig« seien. Die Mutter habe sich nicht für die Kinder geopfert, sondern für den Betrieb. Wenn sie mit dem Messer hantiert, hat sie Angst, sie könne ihr Kind verletzen, weil sie von ihrer Mutter so verletzt worden sei. Sie fürchtet, in deren Fußstapfen zu treten. Bisher habe sie mit einer rosaroten Brille die Verletzung durch ihre Mutter, keinen Platz gehabt zu haben und nicht wichtig zu sein, verdrängt. Sie habe oft versucht, von zu Hause oder vom Kindergarten wegzulaufen. Sogar heute interessiere sich die Mutter mehr für andere Leute als für ihre Kinder.

Während des Mutter-Embryo-Dialogs entdeckt sie nun ihr »inneres Kind«, was sie als den Wendepunkt in ihrer Schwangerschaft bezeichnet. Das innere Kind kommt plötzlich ganz vergrämt und vorsichtig hinter ihrem Herzen hervor. Ihr erster Impuls sei gewesen, es »sofort weghaben zu wollen«. Dann habe sie es aber in die Arme genommen und gefragt, ob es so traurig sein, weil seine Kindheit so anders war als ihre jetzige Beziehung zu ihrem eigenen Kind. Ihr ist klar, dass sie einst dieses Kind war, das ignoriert wurde. Sie habe es dann aber immer wieder getröstet, gestreichelt und es zum Bleiben ermuntert: »Du darfst bleiben und heilen!« Inzwischen sitze es nicht mehr hinter, sondern neben ihrem Herzen, sei rosig und nicht mehr so vergrämt. Es rede nicht, dürfe aber da sein, solange es wolle. Inzwischen sei es völlig verblasst wie ein uraltes Foto. Mia unterscheidet deutlich zwischen dem Gespräch mit ihrem Kind als dessen Mama, das sie Dialog nennt, und dem Monolog mit dem inneren Kind, das ein Teil von ihr selbst sei.

Grenzen des Mutter-Embryo-Dialogs – und Möglichkeiten der Psychotherapie

Doch oft gelingt es nicht, die psychische Unfruchtbarkeit einer Frau mit ihrer häufig narzisstisch-perfektionistischen Erlebens- und Verhaltensdimension, gepaart mit einer ausgesprochenen primordialen Ambivalenz bezüglich aller weiblichmütterlichen Funktionen, aufzulösen. Es gibt natürlich auch körperliche, nicht zu überwindende Faktoren (u. a. erschöpfte Fruchtbarkeitsreserven bei Männern und Frauen oder häufigere Chromosomenschäden künstlich gezeugter Embryonen), die noch nicht ausreichend erforscht sind. In diesem Fall erarbeite ich mit den Betroffenen einen klaren Abschied vom »inneren Wunschkind«, der sich ebenfalls befreiend auswirkt. Die Frauen, die keine Schwangerschaft erreichen, werden von den Kinderwunschzentren gewissermaßen ohne Gespräch »ausgesondert«. Von der Helferin wird ihnen lediglich telefonisch die Möglichkeit eines weiteren Versuchs angeboten. Der Gynäkologe sollte aber ebenso wie der Psychotherapeut den Mut zu einem gemeinsamen offenen Gespräch aufbringen. Raum und Zeit hierfür mit der Patientin zu schaffen, kann bereits helfen, die aversiven Emotionen und die oft vorhandenen Schuldgefühle und Selbstvorwürfe der Patientin zu lindern sowie den Irrglauben aufzudecken, dass Leistung und Kontrolle oder gar ein neuer Versuch auf diesem Gebiet Erfolg bringen. Kinder oder keine Kinder zu haben sind unterschiedliche Lebensentwürfe. Beide Schicksale können Freude, Glück und Erfüllung bringen, aber auch Schmerz und Leiden verursachen. Die Psychotherapie kann hier hilfreich sein.

Frauen können während der Psychotherapie oder beim Mutter-Embryo-Dialog entdecken, dass es nicht ihr eigener Wunsch ist, ein Kind zur Welt zu bringen, obwohl der Kinderwunsch sie in die Therapie gebracht hat. In Wahrheit fühlen sie sich unbewusst wichtigen Bezugspersonen verpflichtet. Meine Patientin Anneliese konnte diesen Gedanken erst nach einer dreijährigen Psychoanalyse durch einen Traum an ihrem letzten Therapietag bewusst wahrnehmen. Sie träumte, dass sie in einem Kostüm eines Marienkäfers in ein Haus eingezwängt war, sich aber endlich befreien konnte und als glückliche Katze aus dem Fenster sprang. Jetzt konnte sie erstmalig den Gedanken zulassen, dass sie ihr Leben lang der Glücksbringer ihrer Mutter sein musste und sich nun endlich ihrem eigenen Leben überlassen darf. Bis dahin hatte sie eine Schwangerschaft unbewusst verhindert, indem sie zur üblichen Zeit der Menstruation auf der Toilette saß, nichts aß und trank und zwanghaft die Blutung fantasierte. Noch zehn Jahre nach dem Ende unserer Analyse schrieb sie mir einmal jährlich, dass sie den Gedanken an diese Erkenntnis jeden Tag bräuchte wie der Hund sein Futter.

Eine zweite Patientin, Thea, schrieb mir am Abschluss unserer Sitzungen mit integriertem Mutter-Embryo-Dialog, nachdem sie drei negative IVF-Versuche hinter sich hatte, folgende Karte:

> »Sie haben mir geholfen, die Augen für die Möglichkeiten, welche ich in meinem Leben habe, zu öffnen und mutig zu sein. Meinen ungeliebten Beruf habe ich ge-

kündigt. [...] Das Gefühl der Freiheit, dass ich am Ende meines letzten Arbeitstages empfand, war unbeschreiblich! Ich hatte noch nie zuvor in meinem Leben vor Freude geweint. Sogar meine Eltern werden mich finanziell ein klein wenig unterstützen [...]. Ich bin so unglaublich glücklich mit meiner Entscheidung und stolz über meinen Mut und dafür danke ich Ihnen wirklich sehr! [...] Und ob wir eines Tages Eltern werden, überlassen wir ab jetzt dem Schicksal, denn für mich gibt es zur Zeit Wichtigeres«.

Auszüge aus Mutter-Embryo-Dialogen

A.: Erster M-E-D nach positivem Schwangerschaftstest zur Gebärmutter: »Ich habe dich gar nicht beachtet. Du solltest einfach funktionieren. Einmal hast du da total versagt. Ich weiß auch, dass du an mir dranhängst, sodass ich es auch eigentlich bin. Das Einzige, was ich machen kann, ist mich komplett auf Dich zu verlassen. Ich bin also einem kleinen Organ komplett ausgeliefert. Innen: Hallo kleines Ei! Du sitzt links oben. Vorher habe ich gedacht, ich darf mich nicht freuen, weil etwas schiefgehen könnte. Aber wenn etwas schiefgeht, habe ich wenigstens ein paar Tage lang Freude gehabt.«

B.: M-E-D nach Insemination: »Liebes Kind, ich hoffe, dass Du entstehen wirst, ein schönes Plätzchen findest, dass ich irgendetwas geben kann, Dich in neun Monaten liebhaben, im Arm halten kann und Deinem Wachstum zuschauen kann. Ich hoffe, dass Du ein eigenständiger guter Mensch wirst, Dich wirklich dafür auszurüsten, so gut wie wir es eben können, Dir die Welt zu zeigen, gute Eltern zu sein. Was brauchst du? Liebe und Hingabe, das entsteht gerade. Ich kann die Geburt meines Embryos begleiten. Es geht gerade etwas in mir vor. Ist die Eizelle bereit? Wie ein Gefäß mit einer wertvollen Fracht, da geht etwas Mystisches vor sich. Diesmal ist es anders. Letztes Mal war ich sehr auf Leistung bedacht, ein bisschen wie eine Maschine, technisch vorbereitet. Diesmal war es mit Gefühl, etwas Frauchen, Mütterliches. Ich habe einfach gedacht, das heiße ich jetzt willkommen, mehr kann ich nicht machen. Ich habe mich gut auf Dich vorbereitet. Ich achte viel besser auf mich und höre in mich hinein.«

C.: M-E-D nach sechs Fehlgeburten und jetzt positivem Schwangerschaftstest: »Liebe Gebärmutter, danke, dass Du den Embryo aufgenommen hast. Ich will Dir alles zukommen lassen, was Dir hilft, Deine Funktion zu erfüllen. Mein kleiner Bär, ich sehe, es geht dir gut. Ich hoffe, Du hast alles, damit Du Dich entwickeln kannst und wirst. Ich freue mich darauf, und auch mit Dir zu gehen. Ich freue mich darauf, bei Dir zu sein. Ich freue mich, dass Du bei mir bist. Ich bin gespannt, wie Du wohl sein wirst, was für ein Mensch Du wirst, das ist ja schon alles angelegt in Dir. Aber ich habe auch Angst, dass Du mich verlassen könntest, weil so viele vor Dir waren und mich verlassen haben. Ich hab immer wieder Angst, dass das auch bei Dir der Fall sein könnte. Ich möchte, dass Du Dich von der Angst nicht täuschen lassen musst, dass Du bei mir bleibst. Ich möchte für Dich da sein. Aber ab und zu überfällt mich die Angst zu glauben, dass Du gehen könntest. Lass Dich davon nicht irritieren. Ich möchte, dass Du bei mir bleibst. Wir wollen alle, dass Du bei mir bleibst. Ich möchte, dass Du die Chance kriegst, richtig groß zu werden. Ich weiß, manchmal nimmt meine Angst überhand. Angst davor, dass es Dir nicht gut gehen könnte, dass vielleicht etwas mit Dir nicht in Ordnung ist. Angst davor, dass mein Körper etwas macht, was Dir nicht gut tut. Angst vor so vielen Sachen. Aber du weißt, dass ich Dir eine Chance geben will. Du sollst wachsen und werden. Wir wollen Dich in unserer Familie willkommen heißen. Wir wollen Dich alle anschauen, mit Dir spielen.« – Die Geburt war letztendlich erfolgreich.

D.: Erster M-E-D: »Liebe Gebärmutter, ich will Dich. Kannst Du Dich noch erinnern an die schöne Zeit, in der ein Kind in Dir war? Dann kamen so viele Babys, die nicht bleiben konnten. Du bist auch so traurig. Die Angst war immer schlimm, das Warten, die Ungewissheit, sehr viel Druck. Jetzt hat es Platz. So viele Kinder sind schon verlorengegangen.«

Zweiter M-E-D: »Ich will Dir nicht auf die Nerven fallen, ich weiß, Du kannst es schon. Ich freue mich, dass Du gesund bist, und bereit bist für ein Baby. Nimm das Baby an mit offenen Armen, es wird spüren, dass wir es mit Sehnsucht erwarten. – Die Gebärmutter antwortet, ich solle mir keine Sorgen machen, sagt sie, einfach nur genießen und es entspannt nehmen. Es fühlt sich an, als ob sie sich unter meinen Händen groß macht, ganz wichtig. Ich habe schon fast vergessen, dass ich eine Gebärmutter habe, die gern etwas tun möchte.«

E.: Im M-E-D zur Gebärmutter: »Du bist quasi die erste Mutter für den Embryo, bevor ich für das Kind da sein kann.«

F.: M-E-D einer 48-jährigen Frau nach intrauterinem Fruchttod. Ihr Embryo war in der 18. Schwangerschaftswoche intrauterin an einer Blasenatresie, dem Fehlen einer natürlichen Blasenöffnung, operiert worden. Er starb danach an einer Infektion. Die Patientin unternimmt jetzt einen neuen Versuch mit Eizellspende: »Guten Tag, mein altes Mädchen! Danke, dass Du mit mir so mitmachst, dass Du gestochen wirst, mit vielen Hormonen stimuliert wirst, und dass Du Dich so tapfer hältst. Du kannst ja nichts dafür, dass ich mit meinem Kinderwunsch so lange gewartet habe, aber Du bist immer ganz dabei. Ich hoffe, dass die große Wunde von November bald verheilt, dass Du Dich strecken und dehnen kannst. Trotzdem bin ich traurig, dass Du jetzt nicht mehr jeden Monat blutest. Das war für mich Verlässlichkeit, das hat mir nie wehgetan. Vertraute Signale hast du mir damit gesendet. Im Ultraschall war immer zu sehen, dass du eine gute Schleimhaut aufgebaut hast. Das war ein gutes Gefühl, ist es immer noch, aber leider mit Hormonen, die von außen kommen. Als der Kleine drin war in Dir, hast Du mir sofort Signale gesendet, ich habe Ziehen und Bewegung verspürt und mich beruhigt. Wir waren gut in Kontakt. Es war auch schön, dass Du größer geworden und für den Kleinen gewachsen bist. Ich habe Dich immer gespürt, Dir die Schuld zuzuschieben, wäre unfair. Vielleicht kamen Viren da rein und haben dich geschädigt. Dir tut es genauso leid wie mir. Es tut mir leid, dass Du das jetzt abkriegst. Liebe Gebärmutter, ich habe so viel Speck am Bauch, daher kamen die Rückenschmerzen. Und wenn du noch größer wirst, kannst Du ja nichts dafür. Die Ärzte haben ja auch gesagt, dass ich abnehmen soll, aber in der ganzen Familie ist niemand schlank. Ich weiß, Du tust nur das Beste. Andere in deinem Alter gehen in Rente, und Du musst noch so viel schaffen! Ich versuche, Dich auf Höchstleistungen zu bringen, das ist nicht fair von mir. Du bist geduldig und streikst nicht. Ich weiß im Grunde, dass Du ganz in Ordnung bist und dass es Dir auch leidtut. Du möchtest auch zeigen, was Du alles kannst, du hast so lange darauf gewartet, und jetzt mache ich dir auch noch Vorwürfe für etwas, was Du nicht gemacht hast. Ich kann Dich mal in meiner Fantasie umarmen. Ich merke noch ein bisschen Deine Missstimmung, aber Du lässt dich langsam darauf ein. – Jetzt hast Du Dich entspannt, kannst ein bisschen lächeln. Meine Rückenschmerzen sind besser geworden. – Jetzt meint die Gebärmutter, einmal reicht nicht, ich soll sie öfters umarmen, weil sie mit dem ganzen Dreck alleingelassen ist. Sie möchte auch wahrgenommen werden. Wir werden uns jetzt regelmäßig treffen, miteinander ein Schwätzchen halten, gegenseitig umarmen und gemeinsam überlegen, wie wir das machen. Sie möchte wie ich auch zeigen, was sie kann, bevor sie in Rente geht. Die Eierstöcke sind schon in Rente. Mit denen war ich eher im Frieden. Die konnten nichts mehr geben, die haben schon so viel gearbeitet. Da habe ich gesagt, danke für Eure Arbeit. Es fühlt sich gut an mit der Gebärmutter, meiner alten Freundin, zu reden. Sie hat es ja auch nicht leicht mit mir.«

G.: Nach drei Fehlgeburten: »Hallo liebe Gebärmutter, ich freue mich. Du siehst aus wie eine Bernsteinkugel, die von innen leuchtet. Von außen bist Du sehr stabil, aber innerlich bist Du warm und kuschelig. Ich wünsche mir ein Kind, das bald in dir einziehen darf. Dreimal war schon ein Baby bei Dir, die hat man aus Dir heraus geholt, weil das Herz nicht mehr geschlagen hat. Dreimal warst Du so gastfreundlich und hast die Kinder aufgenommen. Ich hoffe, dass du die Wunden überstanden hast. Du hast ja regelmäßig geblutet, also ist alles wohl okay. Ich war immer ein Fan von Dir, weil Du so schnell schwanger geworden bist. Ich liebe Dich ganz arg. Ich vertraue Dir von ganzem Herzen [...]. Die Fehlgeburten hatten nichts mit Dir zu tun. Ich weiß auch, dass Du meine Babys geschützt hast und Nestwärme gegeben hast. Du wolltest auch Mutter sein. Du warst auch traurig und würdest Dich freuen, wenn Du das neun Monate erleben darfst. Hallo ihr Eierstöcke, Ihr seht aus wie zwei Bäumchen, und ich streichele die Rinde. Fruher hatte ich ein unschönes Bild: zwei Klobürsten. Deswegen habe ich ein schlechtes Gewissen. Aber Ihr seid zwei starke Bäumchen. Ich bin zufrieden, dass Ihr seid wie Ihr seid. Und dankbar, dass Ihr mir dreimal einen Eisprung gegeben habt, dass ich schwanger geworden bin. Jetzt möchte ich wieder schwanger werden, diesmal gebe ich euch Hormone zur Unterstützung. Wenn das nicht gut für Euch ist, werde ich das lassen. Aber ich hoffe, dass Euch das stärkt, und dann wandert eine perfekte Eiblase in die Gebärmutter. – Die zwei sind schweigsam, grinsen so und sagen: Mach mal! Die sind nicht redselig, auch die Gebärmutter nicht, weil ich so viel auf Euch eingequatscht habe. Jetzt gehe ich noch zu den Eileitern. Hallo, Ihr seht aus wie Perlenketten, die sich immer bewegen. Ihr seid auch Perlen, die Transportketten mit vielen Perlen. Ich wünsche mir, wenn wieder ein Ei hüpft, dass ihr es weiterbewegt. Ich werde ganz viel mit Euch reden, dass das gut funktioniert und läuft. – Also ihr fünf, es hat mich ganz arg gefreut und bewegt, bei Euch zu sein. Ich habe einen guten Draht zu Euch und gute Bilder. Die Eileiter Perlenbänder, die Eierstöcke Bäumchen, die Gebärmutter eine Bernsteinkugel. Sie hat mit mir gelitten, gehegt und gepflegt, wir sind eins. Ich hatte noch nie so intensive Gefühle. Ich liebe das sehr, es ist eine tolle Erfahrung.« – Die Patientin ist derzeit im letzten Schwangerschaftsdrittel.

H.: Erster Mutter-Embryo-Dialog: »Liebe Gebärmutter, wir dürfen beide zusammen richtig Mensch sein. Ich sehe eine Blumenwiese, da blüht schon alles schön und ruhig. Du hast schöne dicke Schichten mit Zotten, kleinen Vertiefungen und Höhlen, richtig gemütlich. Zu den Embryonen: Ich bin jetzt schon ganz begeistert, dass Ihr so etwas Fantastisches macht, ganz und gar einmalig. Ich möchte Euch einladen, dass Ihr zu uns kommt. Ich habe ein wunderschönes Plätzchen für Euch vorbereitet: kleine goldene und silberne Fäden, die zu den Embryonen hin wachsen. Die Embryonen ihrerseits schicken stahlblaue Fäden aus. Zwei Bläschen verbunden mit mir, entspannt und glücklich da drin. Das ist der beste Platz der Welt für Euch zwei, wir werden uns genau zum richtigen Zeitpunkt treffen. Ich danke Euch, dass Ihr so lange mit mir gewartet habt. Vielleicht wolltet Ihr schon lange kommen. Jetzt sage ich: wunderbar! Ihr seid eingeladen, kommt einfach zu mir. Ich habe Platz, Raum und Zeit für Euch. Wir werden zusammen spielen und lachen. Ich bin so gespannt, wie Ihr sein werdet. Es wird Zeit, dass wir eine Familie werden. Ich will Euch segnen, obwohl Ihr jetzt noch Spermien seid, dass Ihr Euch freuen könnt auf die Begegnung mit der Eizelle; und dass das etwas ganz Tolles wird.«

14 Tage später: Zwei Embryonen wurden eingesetzt. G. hat dauernd den Mutter-Embryo-Dialog gehört, viele Gedanken zum Denken gehabt: »Es ist eine Seelenbeziehung. Einerseits machen die Organe das, aber ich gebe einen Teil Seele dazu, es kommt ein Stück Seele entgegen. Wichtig ist der Weg durch den Körper und ihn mit dem Körper zu erleben. Muckelchen und Schnuckelchen, zuerst dachte ich, die Gebärmutter sei eine Kathedrale, aber sie ist doch eher eine Höhle. Die Embryonen sitzen da, gekuschelt unter einer Decke. Sie haben noch Verbindung zueinander, aber jeder beschäftigt sich mit Einwachsen. Ich helfe Euch ins Leben. Euer Job ist es, Euch gut zu ernähren, zu wachsen und Euch zu teilen. Keine Angst, Ihr müsst nicht mehr zurück ins Reagenzglas.«

I.: »Liebe Gebärmutter, ich war von Dir enttäuscht, Du hast es nicht verstanden. Ich war wütend und traurig, erst die Trauer, dann die Wut. Bei den künstlichen Befruchtungen habe ich gelernt, die Uhr danach zu stellen. Jetzt versuche ich, die Uhr nach mir zu stellen. Nicht die Technik ist der

Mittelpunkt, sondern sie in mein Leben und meine Liebe einzubauen.« An die eingefrorenen Embryonen: »Hallo Ihr Lieben, ich weiß, Ihr wartet, eingefroren wie Ihr seid. Ich habe Freude und Sehnsucht, aber auch Glück und Zuversicht«. An die Ammenzellen und Killerzellen: »Liebe Ammenzellen, seid Ihr jemand, der das Kind versorgt, der für es da sein wird? Das ist Eure Natur. Ihr werdet das Kind beschützen, da sein, eine gute Amme sein. Liebe Killerzellen, Ihr müsst das Kind nicht als Fremdkörper ansehen, es gehört zu uns. Ihr müsst es nicht abstoßen, Ihr könnt den Ammenzellen den Vortritt lassen.«

»Jetzt fühle ich mich innerlich gelöst, Frieden in meinem Körper, erschöpft aber glücklich. Es ist eine Gelassenheit, ich bin mit mir im Reinen. Das ist ein gutes Gefühl. Die Gebärmutter ist wie ein Beduinenzelt, wie Kissen und Vorhänge, die im Wind wehen. Die Embryonen können sich wie Perlen in die Kissen hineinfallen lassen. Sie haben schon freudige Gesichter und strahlen.«

J.: »Hoffnung ist für das Baby eine bessere Kost als Traurigkeit.«

K.: »Ich brauche jetzt ein paar Glückshormone, damit der Embryo sich wohlfühlt.«

L.: »Die Gebärmutter hat prompt nach dem letzten Mutter-Embryo-Dialog ihre langen Blutungen eingestellt. Sie ist jetzt fröhlich und zufrieden, auch von selber ohne mein Zutun. In der Gebärmutter ist es entspannt, gelöst und hell. Du bist wie ein Frühlingswald, viele Vögel und ein Embryo, damit *Du* spüren kannst, dass in Dir neues Leben entsteht. Ich trug alles, was ich kann, und den Rest lege ich in deine Hände. Mit dem Embryo ist es wie mit dem Fisch, ein Fisch geht ja nicht so ins Netz, dazu braucht man Glück und Geschick.«

M.: »Jetzt spüre ich erst, wie zwiespältig ich einem Kind gegenüber bin. Das Leben, das ich jetzt habe, habe ich unter Kontrolle.«

N.: »Ich habe immer 120 Prozent gearbeitet. Bei dem Kind habe ich gemerkt: Je mehr man sich anstrengt, desto weniger Chancen hat man.«

O.: »Ich habe einen Phantomschmerz. Das ganze Leben lang fühle ich, es fehlt etwas, weiß aber nicht was. Für mein Kind möchte ich alles perfekt tun.«

P.: »Das, was in meinem Bauch entsteht, habe ich jetzt schon ins Herz geschlossen. Die Angst ist wie eine seelische Zigarette.«

Q.: Über ihre Angst: »Ich sehe die Angst wie eine Hexe mit einer Warze auf der Nase und mit Stock wie aus meinem Kinderbuch, aber es ist eine liebe Angsthexe.«

R.: »Die Embryonen sollen nicht bereuen, dass sie geboren worden sind. – Jetzt verrammele ich die Tür gegen Killerzellen.«

S.: »Ich habe Angst, keine bessere Mutter als meine zu werden.«

T.: »Ich muss mein Kind vor der bösen Außenwelt schützen!«

U.: »Durchfluten und Durchbluten mit Sauerstoff, Liebe und Gelassenheit, ganz anders als vorher.«

V.: »Ich habe einen Horror: dicker Bauch, Schmerzen, Geburt, Stillen, durchwachte Nächte.«

W.: »Wie soll ich Dich, Kind, denn annehmen, wenn ich mich nicht annehmen kann?«

X.: »Wir gehen jetzt auf Kinderfang. Wir fangen jetzt eine kleine Seele ein.«

Y.: »Das Kind soll das Gefühl haben, jemandem entgegen zu wachsen.«

Z.: »Danke Dir, liebe Gebärmutter, dass Du unsere Tochter aufgenommen und geboren hast, dafür danke ich Dir von Herzen. Das war das Glück unseres Lebens. Du hast noch mal einen Gast aufgenommen, leider hat sich der Gast entschieden zu gehen. Wir hatten Kerzen angesteckt, dem Embryo eine Geschichte erzählt, ihn zugedeckt. Dann habe ich gespürt, dass er nicht mehr da ist. Jetzt hoffe ich, dass Du Dich bis zum nächsten Mal gut erholst und Kräfte sammelst.«

Während des Mutter-Embryo-Dialogs bemerkte Z., dass sie jedes Mal abgeschaltet hat, wenn ich einen negativen Aspekt betonte. Und plötzlich brach es aus ihr heraus, dass sie sehr sauer auf ihren Ehemann ist, dessen schlechte Spermien sie zu der IVF zwingen. Er habe das Problem und solle es endlich lösen, nämlich die Geschichte mit seiner Mutter, die fünf Abtreibungen gehabt und ihn mit acht Jahren verlassen hat.

Ä.: »Der Mutter-Embryo-Dialog gibt mir Kraft und Energie. Die Gebärmutter und die Eierstöcke fühlen sich wertgeschätzt und haben mehr Motivation, mich zu unterstützen und mit Spaß und Freude dran zu gehen. Ich fühle mich wirklich verbunden mit meinen Geschlechtsorganen und nicht mehr so alleingelassen wie früher, denn wir sind ein Team.«

Ö.: Ö. sagt trotz einer Fehlgeburt in der achten Schwangerschaftswoche wegen eines unvollständig ausgebildeten Embryos Folgendes: »Das Geschehen mit dem Mutter-Embryo-Dialog ist ein Ganzes, etwas Rundes. Der Dialog hat mir auch weiter genutzt in der Trauerphase. Ich habe mit der Gebärmutter besprochen, mich vom Embryo bewusst verabschiedet und es nicht einfach weggeschoben wie früher. Bei der ersten Fehlgeburt wollte ich das Schlechte, Böse schnell weg haben und vergessen: Bloß keinen Kontakt! Jetzt konnte ich mich meiner Trauer stellen und mich wieder mit meiner Gebärmuter versöhnen.«

Ü.: U. schickte in ihrer zweiten Schwangerschaft eine drei Meter lange, dicke, dunkelgrüne Schlange – ein Angstsymbol – aus ihrem Körper heraus und bedachte sie mit folgenden Worten: »Du, Schlange, Du hast den Namen verdient. Du hast uns so viel Leid zugefügt, Glück und Zuversicht genommen! Jetzt ist Schluss! Du wirst verbannt ins Terrarium im Garten. Und wehe, Du kommst da raus! Dann werden wir Dich wieder reinstecken. Ich werde es kontrollieren, das schwöre ich Dir!« Mit dieser Externalisierung und Projektion des Bösen auf ein anderes Lebewesen fühlte sie sich anders, ein bisschen befreit. Die zweite Schwangerschaft verlief danach ruhiger.

Veränderung des seelischen Geschehens durch den Mutter-Embryo-Dialog

Die Frauen, die Mütter werden wollen, profitieren von der Psychotherapie mit integriertem Mutter-Embryo-Dialog – besonders im Rahmen der technischen Befruchtungen. Dieser bietet zunächst eine Entschleunigung der Kinderwunschspirale. Die dort fast automatisch verlaufenden Versuche anzuhalten bedeutet, aufzutauchen aus dem Tunnel von Versagen, Schuldfragen, befreit zu sein vom

Kreislauf der Uhrzeiten, der Entbehrungen, der schamvollen Geheimnisse und der Angst vor dem Gerede der anderen. Stattdessen ermuntert der Dialog zum Innehalten, bietet Zeit zur Besinnung auf die tieferen eigenen Wünsche und Bedürfnisse. Er ermöglicht die Konzentration auf das Erleben des Körpers und die Möglichkeit, ihn mit den Gefühlen zu verbinden. Er hilft Zweifel, Angst, Stress und Spannung zu vermindern sowie die Unterstützung der Gebärmutter für das Tragen des Babys zu erbitten. Er leistet einen Beitrag zur Stärkung der archaischen weiblichen Potenz, Kinder zur Welt zu bringen. Die meisten Frauen fühlen sich nach diesem Zwiegespräch nicht nur entspannt und leicht, sondern auch in einer Einheit mit ihrem (zukünftigen) Kind. Salutogenetisch könnte man sagen, es handelt sich um eine Unterstützung zur Wahrung einer basalen mütterlichen Kohärenz in einer belastenden Situation.

Das Zwiegespräch ermöglicht es den Frauen, Ein-Sicht in ihren Körper zu gewinnen und damit auch Verantwortung für sein Wohlergehen zu übernehmen. Gleichzeitig bekommt die Gebärmutter die Rolle eines internalisierten Mutterobjekts, eines Hilfs-Ichs, das gemeinsam mit seiner Besitzerin deren Interessen vertritt – in dem Sinne »wir beide« oder »wir als Team«. Hat die Frau in sich selbst diese innere Ressource zur Unterstützung und Entlastung entdeckt, findet sie zu einer größeren Sicherheit im Fortpflanzungsprozess. Eine meiner Patientinnen schlief abends erst dann ein, wenn die Gebärmutter ihr gesagt hatte, sie gehe jetzt auch schlafen. Sind sie für eine Schwangerschaft gut gerüstet, fühlen sie, dass der günstige Moment, Kairos (bei den alten Griechen der Moment, in dem günstige Winde eine sichere Fahrt über das Mittelmeer erlaubten), da ist.

Das innere Zwiegespräch mit dem Embryo von Anfang an im Schutz der aufnehmenden therapeutischen Beziehung schafft den Raum, innere Vorgänge und konflikthafte Dimensionen des Aufnehmens vs. Abstoßens zu verbalisieren und zu reflektieren, die sonst neben dem bewusstseinsfähigen Wunsch nach einem Kind abgewehrt werden. Die Kommunikation mithilfe der Sprache bereitet die Frau darauf vor, eine Mutter zu werden und den Embryo darauf, ein Kind dieser Mutter zu werden, diese individuelle Mutter als solche anzunehmen und anzuerkennen. Dadurch, dass die Therapeutin in dieses Zwiegespräch eingebunden ist, wird eine Triangulierung geschaffen, für die es Bilder und Vorbilder gibt, wie zum Beispiel das Modell der Anna Selbdritt. Ganz deutlich und für die jungen Mütter bereichernd ist die über die Geburt hinaus spürbare Bezogenheit, die den Umgang mit dem neu geborenen Kind erleichtert und vertieft. Doch auch der leibliche Vater erhält für das pränatale Kind von Beginn an seinen festen Platz.

Haben die Frauen eine Heimat in sich selbst gefunden, können sie diese an ihr Kind weitergeben, beziehungsweise ihrem Kind Heimat sein. In der Identifikation mit mir entwickeln sie mütterliche Fähigkeiten. Auf einer symbolischen Ebene lasse ich es im therapeutischen Prozess zu, mit ihnen schwanger zu sein. Wir achten gemeinsam darauf, dass das Kind von Anfang an ein eigenes Wesen ist und kein Teilobjekt der schwangeren Frau. Die Sprache, die immer an einen anderen gerichtet ist, konstituiert den Embryo als ein Gegenüber, als Du.

Der Mutter-Embryo-Dialog in der Theorie der Psychoanalyse

Zunächst hielt ich den Übergang von der Psychotherapie zum Mutter-Embryo-Dialog für einen Parameter (Eissler, 1953), welcher unter bestimmten Bedingungen ein Abweichen von der psychoanalytischen Standardtechnik erlaubt. Das Konzept des Deutungspurismus und damit der Parameter sind beide aus heutiger Sicht überholt. Der psychoanalytische Prozess wird inzwischen als ein beidseitiges, intersubjektives Geschehen verstanden. Es gibt viele authentische Weisen der analytischen Teilhabe, die heute allgemein anerkannt sind. »Unsere Gegenübertragung wird somit ein einzigartiger Weg, uns selbst in die Geschichten unserer Patienten hineinzulesen«, zitiert der amerikanische Psychoanalytiker Aron seinen Kollegen Mitchell (Aron, 2005, S. 22, Übers. d. A.).

Der Mutter-Embryo-Dialog ist ein aus meiner Gegenübertragung entwickeltes psychoanalytisches Konzept für eine begrenzte Zeit – meist ausgehend von den Erfahrungen einer vorangegangenen Psychotherapie. Er ähnelt einer psychodramatischen Inszenierung bzw. einem erlebnisaktivierenden Verfahren ähnlich einer Katharsis, was man mit »reinigende Erschütterung« übersetzen könnte. Es sollen innerhalb dieses therapeutischen Prozesses in Bezug auf den biografischen Kontext und den Wunsch nach Mutterschaft emotionale Tiefen erreicht und erinnert werden.

Mit meiner kombinierten therapeutischen Methode von Psychotherapie und Mutter-Embryo-Dialog werden zwei Themen angesprochen, die schon von Sigmund Freud und Sándor Ferenczi diskutiert wurden, nämlich die enge Verbindung der Psychoanalyse zu Erziehung und Liebe. Sowohl Freud als auch Ferenczi erkennen dabei die Rolle der Erziehung und der Liebe als wesentliche Bestandteile des psychoanalytischen Prozesses an. Nach Ferenczi kann das Wissen nur durch Liebe erweitert und vertieft werden, wobei Liebe in der Psychoanalyse als Gegenseitigkeit und Austausch von Gefühlen verstanden wird (Aron, 2005, S. 29). Und Freud schreibt: »Der Arzt bedient sich bei seinem Erziehungswerk irgendeiner Komponente der Liebe [...] [N]eben der Lebensnot ist die Liebe die große Erzieherin« (Freud, 1915 S. 365).

Verstehen und Lieben spielen beim Mutter-Embryo-Dialog eine große Rolle. Sich derart in einen anderen Menschen hineinzufühlen und mit dessen Körper eine seelische Verbindung aufzubauen, ist sicherlich ein Akt der therapeutischen Liebe. Der Therapeut hat im Mutter-Embryo-Dialog die Funktion eines Lehrers mit komplexen Aufgaben. Mit den vielfältigen Fragestellungen und Gefühlsregungen, die sich aus der technischen Reproduktion ergeben, suchen viele Menschen Hilfe beim Psychotherapeuten. Ich zeige den Betroffenen einen Weg, sich über einen inneren Dialog mit ihrem Körper notwendige Kenntnisse und Fähigkeiten anzueignen, wohl wissend, dass wir viele Vorgänge in diesem Bereich noch nicht wissen oder nie wissen können.

Durch den therapeutischen Ablauf des Mutter-Embryo-Dialogs entsteht entsprechend der Embodied Cognitive Science eine neue intersubjektive »sensomotorische Koordination«, die der impliziten Beziehungsstruktur innewohnt.

In meinen theoretischen Überlegungen orientiere ich mich hier an der Arbeit von H. B. Levine (2014). Er zitiert Sparer »Repräsentation meint die psychische Fähigkeit, etwas geistig präsent zu halten, das sich nicht im Wahrnehmungsfeld befindet« (Sparer, 2010, zit. n. Levine, 2014, S. 792). Das erwünschte Kind ist im Rahmen des Mutter-Embryo-Dialogs zunächst nur eine Fiktion, eine Idee, etwas Irreales, Immaterielles und nur geistig präsent. Deswegen müssen wir nach Levine Ereignisse mit

> »Emotionen und Affekten besetzen, um ihnen Bedeutung zu verleihen und ihren psychischen Kontext und ihre psychische Signifikanz auszuweiten […] Die Einschreibungen müssen einer psychischen Bearbeitung unterzogen werden, damit sie integriert und mit Bedeutung gefüllt werden können und auf diese Weise den Status von ›Repräsentationen‹ erlangen« (Levine, 2014, S. 793f.).

Wichtig ist die »strukturierende Rolle der Sprache im Prozess des effektiven, emotional besetzten Denkens« (ebd., S. 790). Dieser Repräsentationsprozess muss auch nach meiner Erfahrung im Inneren des Analytikers ablaufen. Es ist also ein interpersoneller und intersubjektiver Vorgang. Können Repräsentationen gestärkt oder gebildet werden, »werden unausgeformte Körpergefühle im Kontext der Beziehung zu einem bedeutsamen Objekt mit Worten verknüpft und mit Kohärenz, Bedeutungshaltigkeit und Bedeutung gesättigt« (ebd., S. 799). Die Patientinnen in der Reproduktionsmedizin stärken oder bilden in der Übertragung mit mir oft die fehlende Repräsentanz der Mutter als zeugende, potente Mutterfigur, die diese Fähigkeit an ihre Tochter weitergibt.

Der Psychoanalytiker Daniel Stern beschreibt diese therapeutische Interaktion folgendermaßen: Während das explizite Wissen durch die semantischen Deutungen das intrapsychische Verständnis des Patienten umorganisiert, wird das implizite Beziehungswissen nicht durch Deutung verändert, sondern durch den Begegnungsmoment (Stern et al., 2012):

> »Wir vertreten die These, dass ein ›Begegnungsmoment‹ der transaktionale Vorgang ist, der das implizite Beziehungswissen des Patienten reorganisiert, indem er das intersubjektive Feld zwischen Patient und Therapeut umgestaltet« (ebd., S. 56).

> »Der reziproke Prozess, in dem sich die implizite Beziehung in ›Momenten der Begegnung‹ verändert […], hat nicht die Funktion, in der Vergangenheit erlittenes empathisches Versagen durch analytische empathische Aktivität zu korrigieren oder aus der Vergangenheit stammende Defizite zu kompensieren. Vielmehr wird in der Beziehung etwas Neues geschaffen, das die intersubjektive Umwelt verändert. Die frühere Erfahrung wird in der Gegenwart rekontextualisiert« (ebd., S. 50).

Im Mutter-Embryo-Dialog geschieht vorgeburtlich, was die französische Psychoanalytikerin Caroline Eliacheff, Autorin des Buches *Ein Kind, das eine Katze sein wollte*, postpartal mit Babys und Kleinkindern mithilfe von Sprache macht. Sie redet mit den Kleinen von Anfang an, als wären sie erwachsen. Sie nimmt die Kinder ernst und vertraut darauf, dass sie ihre Botschaften verstehen. Dabei öffnet das Sprechen gewissermaßen den Beziehungskanal: »Dich gibt es, du musst lernen, dass du existierst« (*Der Spiegel*, 13/1994). Genau das ist meine Kernaussage an die Embryonen, die auf die Einnistung in der Gebärmutter warten oder sich bereits eingenistet haben, manchmal auch an die nicht wahrgenommenen inneren Kinder sowie an deren Mütter, die diese Worte ebenfalls lernen wollen.

Die gleiche Arbeit durch Sprechen leistet die Kinderanalytikerin Miriam Szejer (2000), Autorin des Buches *Kein Platz für Anne*, die anhand ihrer heilenden Arbeit auf einer Neugeborenenstation sehr eindrücklich die Tatsache beschreibt: Neugeborene verstehen Sprache.

Um über die eigene Arbeit in meiner Praxis hinaus den betroffenen Frauen und Paaren einen Zugang zum Mutter-Embryo-Dialog zu ermöglichen, habe ich eine einführende CD gestaltet und besprochen. Es hat sich als hilfreich erwiesen, sie den betroffenen Frauen zur Verfügung zu stellen. Insbesondere seitdem dieser Dialog dadurch jederzeit abrufbereit ist, hat er zur Zeit des Kinderwunsches einen festen Platz im Leben vieler Frauen und oft auch ihrer Partner gefunden.

Natürlich ersetzt die CD nicht den individuellen Mutter-Embryo-Dialog als Teil der Psychotherapie bei vorliegenden psychischen Störungen.

Frauen, die vorher mehrere Fehlschläge bei spontanen oder medizinisch assistierten Schwangerschaften hinnehmen mussten, wurden Mutter, nachdem sie durch die therapeutische Begleitung und Anleitung einen liebevollen Kontakt zu ihrem Körper und ihrem zukünftigen Kind von Anfang an herstellen konnten.

Andere Verfahren zur Förderung des Entstehens einer Schwangerschaft

Eine israelische Studie (Levitas et al., 2006) untersuchte den Einfluss von Hypnose auf die In-vitro-Fertilisation. Laut dieser Studie stellt das Einpflanzen des Embryos nach der extrakorporalen Befruchtung physisch wie psychisch eine kritische Phase dar. In dieser Phase reagieren die betroffenen Frauen in der Regel mit Tachykardien, Tachypnoen, erhöhtem Blutdruck und häufigeren Uteruskontraktionen, die den Embryotransfer gefährden. 175 Paare mit Kinderwunsch nahmen an der Studie teil. 89 Frauen erhielten während des Embryotransfers eine Hypnose; bei 96 Frauen wurde der Embryotransfer ohne Hypnose durchgeführt. Die Hypnose wurde per Augenfixation eingeführt, auf die eine Entspannung mit indirekten Suggestionen folgte. Posthypnotische Suggestionen bezogen sich auf Ruhe, Entspannung und Optimismus. Die Resultate belegen den Nutzen der Hypnose bei In-vitro-Fertilisation: Während in der Kontrollgruppe der Prozentsatz der klinischen Schwangerschaften 30,2% betrug, war in der Hypnosegruppe ein signifikant höherer Prozentsatz von 53,1% zu beobachten. Ähnliche Verbesserungen von Schwangerschafts- und Geburtsraten werden auch nach Akupunktur und Yoga beschrieben.

Nach meiner Ansicht betrifft alle diese Ansätze die Problematik, dass sie sich ausschließlich darauf beschränken, den Eintritt einer Schwangerschaft wahrscheinlicher zu machen und nicht auch bedenken, die entstandene Schwangerschaft unter günstigen Bedingungen aufrechtzuerhalten und dem werdenden Kind gute Startchancen zu geben. Sie gehen davon aus, dass der positive Schwangerschaftstest, dessen Ergebnis man ja schwarz auf weiß ablesen kann, die Lösung aller Probleme ist. Ihnen geht es nicht um eine Beziehungsaufnahme von Mutter oder Vater zum neuen Lebewesen nach dem Motto »Willkommen in meinem Bauch«. Sie können auch per se keine Anleitung für tragende Bindungen sein.

Zwar ist auch der Mutter-Embryo-Dialog – wie erwähnt – als CD im Handel erhältlich und hat auch Frauen zu Kindern verholfen, wie ich durch Mitteilungen oder Briefe erfahren konnte. Im Mittelpunkt steht aber immer das zukünftige Kind. Wer jedoch spontan oder auf Empfehlung des Reproduktionsmediziners in meine Sprechstunde kommt, erfährt, dass er etwas anderes braucht – jenseits von Entspannungstechniken. Solche Frauen haben entweder Traumata erlitten, insbesondere mit früheren Versuchen, ein Kind zur Welt zu bringen, oder erhebliche innere Konflikte, die sie nicht allein auflösen können. Ängste, Zweifel, Schuldgefühle, Depressionen, narzisstische Kränkungen, ein geringes Selbstwertgefühl oder ein schwaches Ich hindern sie oft daran, sich unbewusst auf das Wagnis eines eigenen Kindes einzulassen, obwohl ihr Kinderwunsch bewusst sehr groß ist. Ein eigenes Kind zu bekommen, erscheint ihnen wie eine Gefahr ihrer Integrität.

5 Fälle aus meiner Praxis

Christine – Folgen unbedachter Wortwahl im Kinderwunschzentrum

Christine kann sich ihren langjährigen Kinderwunsch wegen der »schlechten« Spermienqualität ihres Mannes nach einer Hodendrehung nur durch eine In-vitro-Fertilisation erfüllen. Gleich die erste IVF führt zu einer Schwangerschaft, die jedoch schon in der sechsten Schwangerschaftswoche endet. Daraufhin bleiben drei weitere medizinisch assistierte Befruchtungen erfolglos – teilweise bedingt durch ihre mangelnde Eizellqualität. Bei der fünften IVF wird sie wieder schwanger, erleidet diesmal aber in der 22. Woche einen Spätabort. Das tote Kind, das eigentlich gesund gewesen sei, wird mithilfe einer eingeleiteten Geburt auf die Welt gebracht. Während der ganzen Schwangerschaft habe sie sich unsicher gefühlt. Obwohl das Baby in ihrem Bauch nicht mehr ausreichend versorgt wurde, empfindet sie kein Schuldgefühl. Christines innere These lautet: Die Spermien sind daran schuld. Ein fünfter Versuch scheitert an zu wenigen Eizellen, offenbar eine Antwort ihrer Eierstöcke auf den erlittenen Schock.

Weil sie Angst vor einem neuen Scheitern hat, wird sie zu mir geschickt. Meine erste Vermutung in Hinblick auf die vielen fehlgeschlagenen Versuche ist: Christine ist in der Trauer und dem Schock über die verlorenen Babys steckengeblieben. Doch schon bald werde ich eines Besseren belehrt. Alle ihre Gedanken kreisen um die »schlechten Spermien«, von denen man im Kinderwunschzentrum gesprochen hat. Sie ist fest davon überzeugt: Schlechte Spermien erzeugen schlechte Kinder. Wir entdecken folgende Vorstellungssequenz: Bei dem Gedanken, dass die Spermien ihres Mannes Behinderungen der Kinder verursachen, errichtet ihr Körper einen Schutzschild gegen diese Spermien. Ihr Körper sagt: »Ich wehre Euch erst mal ab als

Schutz.« Ihre Eizelle sagt zum Spermium: »Du bist schlecht, Dich kann man hier nicht gebrauchen.« Diese Abwehrhaltung empfindet sie wie eine Verkrampfung:

> »Wenn man Angst hat, ist man in Bereitschaft. Es geht los, wir müssen kämpfen! Und wenn ich innerlich dagegen ankämpfe, dann kann das nichts werden. Meine Panik vor dem Eindringling ist stärker als mein Wunsch schwanger zu werden. Auf natürlichem Weg hätte ich keine Angst.«

Die körperliche Abwehr wird nicht nur der Gebärmutter überlassen, sondern bereits die Eierstöcke stellen ihre Produktion vorübergehend fast ein. Worte des Arztes bringen Christine in eine ausweglose, unlösbare Kinderwunschsituation, eigene inneren Worte führen sie dann aber zu einer Lösung, zu körperlicher und seelischer Mutterschaft.

Im ersten Mutter-Embryo-Dialog nennt sie ihre Gebärmutter plötzlich »Mütterchen« – wohl aus meiner resonanten Einstimmung ihr gegenüber. Sie sagt zu ihr:

> »Ich habe Dich echt lieb. Ich bin froh, dass ich Dich habe. Im Moment bist Du leer, aber bald sollst Du auf ein Baby aufpassen. Du bist diejenige, die es versorgt und beschützt. Ich weiß, dass ich Angst habe, dass Erichs Spermien nicht gut sind. Aber die Angst müssen wir beide verlieren, damit ein gesundes Baby in Dir wachsen kann. Und die Spermien sind eigentlich nicht schlecht, es sind nur wenige und nicht gut beweglich. Wir müssen uns anstrengen. Ich will unbedingt ein Baby haben, und ich weiß, dass ich Dich dafür brauche. Ich habe Angst und schiebe zu meiner Entlastung die Schuld auf die Spermien. Ich weiß, dass der Weg mit der OP anstrengend ist, aber ich kann ihn Dir nicht ersparen. Ich will ein Baby haben. Du musst dann mit aufpassen. Du hast die Verantwortung. Und ich gebe Dir keine Schuld, dass der kleine Max gestorben ist. Es ist zwischen uns keine Schuldfrage zu klären, es ist nur unglücklich gelaufen. Wir haben uns immer ausgeruht und Entspannungsübungen gemacht. Max ist ja auch schon ziemlich weit gekommen. Aber ich will, dass das Baby neun Monate bleibt. Und ich freue mich schon drauf!«

Dann sprechen wir über ihre Angst, der wir die Gestalt eines Angstkloßes geben, den wir aus ihrer Gebärmutter verbannen und bei mir im Papierkorb deponieren:

> »Lieber Angstkloß, Du hast es gehört. Du bleibst jetzt hier bei Frau Stephanos. Ich will meine Kinder kriegen. Du bleibst definitiv drin im Papierkorb. – Jetzt ist der Kloß weg, den habe ich verbannt. Jetzt bin ich erleichtert und entspannt!«

Vor unserem zweiten Treffen hat sie meine CD mit dem Mutter-Embryo-Dialog oft gehört und stellt sich ihre Eierstöcke nun wie zwei reife, volle Trauben vor. Sie besuche sie seelisch fast täglich und schicke ihnen viel Energie. Beim zweiten Mutter-Embryo-Dialog sagt sie: »Ich habe keine Angst mehr vor Behinderungen. Die Spermien, die da sind, sind okay. Früher habe ich gedacht, an mir liegt es nicht. Jetzt sehe ich das anders.« Ich sage ihr: »Bis jetzt gab es für Sie keine gute Lösung in ihrem Körper, entweder ein behindertes Kind oder gar keins.« Sie antwortet:

> »Jetzt beim Eisprung feuere ich die Spermien sogar an! Meine Fantasie über das Wort ›schlecht‹ stand mir im Wege. Wenn die Eizellen gut und die Spermien da sind, wird alles gut! In der Gebärmutter steht schon ein Bettchen, die Wände werden bald gelb gestrichen, und abends werden wir wieder Lieder für das Baby summen. So oft es geht, werde ich mich für Dich, liebe Gebärmutter, in die Sonne legen, damit Du richtig mit Licht versorgt wirst. – Liebe Eierstöcke, Ihr produziert Top-Eizellen, die voller Energie sind. Ich besuche Euch fast täglich, weil ich spüre, dass es mir und Euch gut tut. Ihr kriegt so viel Energie, dass Ihr ganz proper werdet. Nach der Anstrengung habt Ihr wieder neun Monate Pause, dann könnt Ihr Euch in den Liegestuhl legen, entspannen und Musik hören. Ihr habt eine Top-Qualität. Es reicht, dass ein bis zwei Embryonen zurückkommen, die Gebärmutter passt dann auf Euch auf.«

Zu ihrer Angst sagt sie:

> »Du warst lang genug da, ich will Dich endlich loskriegen. Ich will ein Baby, und dabei kann ich Dich nicht gebrauchen. Ich will auch nicht, dass Du Dich ins Auto setzt, sondern hier bleibst. Ich will Dich hier mit einem Stein beschweren und Dich erstmal nicht mehr sehen. Die Killerzellen schicke ich woanders hin, momentan in den Hals. Zulächeln bringt Euch Stärke. Die Ammenzellen bewachen das Kinderbettchen wie Nonnen, die die Kinder schützen. Frauen sind die besseren Babysitter, Männer sind nur zum Bespaßen da. Die Ammenzellen nehmen uns die Arbeit ab. Alles ist richtig fit fürs Baby! Sauerstoff für Dich, liebes Mütterchen, der Bauch gluckert entspannt, heute nehme ich viel Energie mit nach Hause!«

Bei der nun folgenden IVF konnten 31 Eizellen gewonnen werden, von denen 24 sich weiterentwickelten. Diese Menge war uns beiden zunächst wirklich etwas unheimlich: Christine behielt recht: Die Eizellen hatten Top-Qualität.

Das dritte und letzte Mal kommt sie direkt nach dem Embryotransfer zu mir, weil sie über 300 Kilometer entfernt wohnt. Telefonisch erfahre ich später, dass sie glücklich schwanger ist. Ihr Sohn wird spontan termingerecht geboren. Zwar hat sie während ihrer Schwangerschaft manchmal wieder Ängste gehabt, sich aber immer schnell beruhigen können.

Christines Beispiel macht deutlich, wie sehr ungeschickte Worte zu einer falschen inneren Sprache werden können, die die Seele verstören und die Fortpflanzungsfunktion beeinflussen. Die Patientin benötigt nur wenige Therapiesitzungen, um das richtige Zusammenspiel von Körper und Seele wiederherzustellen. Die körperliche Abwehr gegen eine fantasierte gefährliche Schwangerschaft zeigt sich nicht nur an der Gebärmutter, sondern auch bei den Eierstöcken, die ihre Produktion vorübergehend fast ganz einstellten. Sobald dieser psychosomatische Konflikt bewusst gemacht und aufgelöst wurde, konnte der Körper innerhalb kurzer Zeit eine Schwangerschaft zulassen. Hier zeigte sich, wie Psychologie unversehens in Biologie umgewandelt wurde und umgekehrt. Unser bewusstes Denken wird laut dem Neurowissenschaftler Mark Solms ständig von Affekten begleitet – und diese heftigen, beängstigenden Gefühle hinderten Christine am bewussten Nachdenken und an einer realistischen Wahrnehmung. Worte führen Christine in ihre Unfruchtbarkeit, Worte gaben ihr die Fruchtbarkeit zurück.

Julia – Ein Embryo bangt um sein Leben

Pränatales Erleben ist im Körpergedächtnis gespeichert und kann sich unbewusst im Zusammenhang mit einer eigenen Schwangerschaft wiederholen. Handelt es sich um ein traumatisches Ereignis, kann dieses auch in der Gegenübertragung auftauchen und für den Therapeuten schwer zu ertragen sein.

Bei meiner Patientin Julia musste ich an ihrer Stelle die schrecklichen Ängste und Qualen des um sein Leben bangenden Embryos, der Julia einst war, aushalten und überleben.

Zunächst fasse ich kurz die Biografie der Patientin zusammen: Die 31-jährige Julia ist Erzieherin in einem Kindergarten und seit drei Jahren mit einem älteren Mann verheiratet, der wegen eines frühkindlichen Hodenhochstands keine Spermien produziert. Julia leidet ebenfalls unter Störungen ihrer Fruchtbarkeit: Sie hat einen verschlossenen Eileiter und eine Endometriose, das Auftreten verschleppten Gebärmutterschleimhautgewebes außerhalb der Gebärmutter. So entschied sich das Paar von Anfang an für die assistierte Befruchtung mit Spendersamen. Nach der ersten IVF, die fehlschlug, hatte Julia Zysten am Eierstock, die operiert werden mussten. Bei der zweiten IVF war der Schwangerschaftstest zwar positiv, es entwickelte sich jedoch nur ein Windei, das aufgrund einer genetisch gestörten Eizelle keinen Embryo, sondern nur eine Fruchthülle bildete.

Julias Mutter, eine sehr dominante Frau, hatte vor Julia bereits drei Kinder verloren, zunächst einen Jungen in der 25. Schwangerschaftswoche und anschließend Zwillinge in der 23. Schwangerschaftswoche. Nach diesen Frühgeburten wurde sie früher als ärztlich angeraten mit Julia schwanger. Wegen erneuter Frühgeburtsbestrebungen musste Julias Mutter meistens liegen und war häufig im Krankenhaus, wo ihr schließlich eine Cerclage, ein Muttermundsverschluss, gelegt wurde. Julias gesamte pränatale Zeit wurde von Ängsten und Depressionen der Mutter um das Leben ihres vierten Kindes begleitet und geprägt. Auch ihre Geburt war ein lebensbedrohliches Ereignis. Julia hatte die Nabelschnur um den Hals gewickelt, eine Hand lag am Hals, und sie kam schließlich blau angelaufen mithilfe von Saugglocke und Zange auf die Welt. Geburt und Tod hätten nahe beieinandergelegen, erzählt sie. Sie sei ein »absolutes Schreikind« geworden, habe nie geschlafen und ständig an Fieberattacken bis 41 Grad gelitten, die etliche Krankenhausaufenthalte erforderlich machten. Erneut habe sie öfters in Todesgefahr geschwebt. Zwei Jahre später kam ihre Schwester nach unauffälliger Schwangerschaft und Geburt zur Welt. Die Mutter hätte jedoch eigentlich fünf Buben haben wollen. Julia erlebte wenig körperliche Nähe, sondern nur emotionale Zurückhaltung vonseiten ihrer Eltern.

Die weitere Familienanamnese ist ebenfalls recht dramatisch. Die Großeltern mütterlicherseits hatten schlimme Erlebnisse im Krieg hinter sich und neigten zu Gewalttätigkeiten. Julias Mutter hatte viele »Unterleibsgeschichten«, wie Myome, Blutungen, Totaloperation und »wenig Sex«. Julia wurde ein überängstliches Kind. Sie sagte zu mir: »Angst ist mein Thema! Ich bin ein schwangerschaftsgeschädigtes Kind«. Ihre Endometriose bezeichnet sie als Angstschweiß. Im Vorfeld Ihrer Ehe erlebte viele zerbrochene Beziehungen. Ihr um neun Jahre älterer Ehemann hat eine Lippen-Kiefer-Gaumenspalte und ist ebenfalls mit erheblichen Ängsten belastet und vertraut.

Zu unserer Psychotherapie: Kurz vor der nun folgenden dritten IVF musste Julia sich einer Blinddarm-Operation unterziehen. War dies ein erneuter psychosomatischer Hilfeschrei der unbewussten Furcht vor einer Schwangerschaft? Seit zwei Monaten führten wir zur Vorbereitung auf eine neue Schwangerschaft den Mutter-Embryo-Dialog gemeinsam durch. Dabei erlebte Julia ihre Gebärmutter wie einen roten Tanzsaal mit weichen, pulsierenden Wänden. Je mehr sie sich damit beschäftigte, desto mehr Vertrauen baute sich in ihr auf. Sie war stolz: Jetzt sei so viel Leben da, wo sie früher nichts Lebendiges gefühlt habe. Obwohl bei der Eizellentnahme im Ultraschall acht Eizellen gesehen wurden, konnten nur vier Eizellen entnommen werden.

Einen Tag später erzählte sie mir, wie erschrocken und niedergeschlagen sie darüber gewesen sei und sich zwischen allen Emotionen hin- und hergeworfen gefühlt habe. Um diese mir zunächst übertrieben scheinenden Gefühle – hatte sie doch immerhin vier Eizellen! – besser zu verstehen und Julia innerlich zu beruhigen, lud ich sie zu einem gemeinsamen Mutter-Embryo-Dialog ein. Nachdem ich mich hinter die Couch gesetzt hatte, zwischen uns aber noch kein Wort gewechselt worden war, stiegen plötzlich eine tiefe Todesangst und ein nicht fassbares Unbehagen in mir auf. Mein Denkvermögen war ausgeschaltet, ich wusste nur, dass ich um mein Leben kämpfen musste. Ich fühlte: Wenn ich in den nächsten Minuten nicht die richtigen Worte fände, um Julia bzw. mich von diesem Schockzustand zu befreien, wären wir beide verloren. Mehr intuitiv als reflexiv redete ich wie um mein Leben. Ich musste siegen! Voll konzentriert auf das sich in mir abspielende Drama einer Lebensrettung fand ich fast automatisch wohltuende Worte und einen sanften Tonfall. Ich redete mit Julias Gebärmutter, die ich wie eine Person beruhigte, dann mit ihren Embryonen im Labor und holte Julia auf diese Weise in unsere therapeutische Beziehung zurück. Nach ungefähr 15 Minuten, die ich in einer Art Trance verbracht hatte, spürte ich in mir Erleichterung und Entspannung aufsteigen. Ich hatte es geschafft, wir hatten überlebt! Julia entspannte sich ebenfalls und lächelte mir nach dem Aufstehen wortlos liebevoll zu, bedankte sich und sagte, es sei eine glückliche Fügung gewesen, dass ich heute früh überraschenderweise für sie Zeit gehabt hätte. Sie ging beruhigt von dannen, ich jedoch benötigte zwei weitere Stunden, um mich von der tiefen Erschöpfung durch diese Todesangst zu erholen.

Zwei Tage nach dem Embryotransfer sah ich Julia wieder, und wir konnten ihren Schockzustand verstehen. Nicht die Tatsache, dass nur vier Eizellen überlebt hatten, hatte sie wie eine Zerstörung erlebt, sondern vielmehr den Umstand, dass die anderen vier Eizellen verschwunden waren. Drei Kinder ihrer Mutter waren aus dem Mutterleib verschwunden, obwohl sie vorher sichtbar vorhanden gewesen waren. Die Patientin, das Kind aus der vierten Eizelle, hatte glücklicherweise überlebt, war aber lange auch von Verschwinden und Tod bedroht. Außerdem waren ja ebenfalls bei ihrem Mann alle Spermien verschwunden, genauso wie ihre beiden Embryonen der ersten und das Windei-Kind der zweiten IVF. Jetzt waren erneut vier Eizellen aus unerklärlichem Grund spurlos weg. Unbewusst hat sie wohl in diesem Mutter-Embryo-Dialog – im Wissen um das Verschwinden der drei Söhnen ihrer Mutter – ihre eigene Bedrohung während ihrer pränatalen Zeit als viertes Kind wiederholt. Sie, deren schwaches Ich von Angst und Erregung leicht zu erschüttern ist, fiel augenblicklich in eine tiefe Depression, da sie in unbewusster Identifikation mit den vier Eizellen ein weiteres Mal den Tod durch

Verschwinden durchlebte. Im besagten Mutter-Embryo-Dialog wiederholte sie noch einmal dieses zerstörerische Potenzial ihrer vorgeburtlichen Zeit, um noch einmal zum Leben zu kommen.

In meiner Gegenübertragung übernahm ich etwas, woran sie zu scheitern drohte. In der projektiven Identifikation war ich der Embryo, den sie ausstoßen wollte bzw. den ihre Mutter hatte ausstoßen wollen. Ich musste um mein Leben kämpfen, so wie sie als Embryo hatte kämpfen müssen. Ich habe aber ihre Projektion gastfreundlich empfangen, sie als Baby-Gast in mir aufgenommen, sozusagen das Sterben in mir zu Gast sein lassen. Durch meine Einfühlung in der Gegenübertragung gelang es mir, den befürchteten Tod zu besiegen, so wie es ihrer Mutter gelungen war, der Patientin das Leben zu erhalten. Dieser Kampf geschah natürlich in tiefer unbewusster Kommunikation mit der Patientin – zwischen Übertragung und Gegenübertragung –, wobei mein intuitives Sprechen ihre Todesbewegung aufhalten konnte. Ich kämpfte um mich und um sie als Person. Ich übernahm mit meiner Energie, was sie nicht übernehmen konnte. Eine solche Gegenübertragung kann man eine Gastfreundschaft des Therapeuten für erschreckende oder quälende Anteile des Patienten nennen.

In dem letzten Mutter-Embryo-Dialog nach dem positiven Schwangerschaftstest sieht Julia vor ihrem inneren Auge ihren Embryo, »Krümelchen«, in einer Falte ihrer Gebärmutterschleimhaut ruhig und bequem liegen. Sie sei zuversichtlich, dass sie das Leben miteinander schaffen. Sie freue sich über die Stunden und Tage, die er bei ihr ist. Auch der Papa umarme Julia jeden Tag, was allen gut tut.

Zwei Wochen später erfuhr ich, dass sich unglücklicherweise – wiederum aufgrund einer genetisch gestörten Eizelle – nur ein Windei eingenistet hatte, was die Patientin wieder tief traurig machte. Dieses Mal jedoch erholte sie sich rascher von dem Schock und der Ausschabung. Ob sie sich nach all diesen Erfahrungen ein weiteres Mal um eine Schwangerschaft bemühen will, hat sie noch nicht entschieden. Sie gab mir aber zu verstehen, dass sie für den angstfreieren und reiferen Zugang, den sie zu sich und zu ihrem Körper gefunden hat, eine tiefe Dankbarkeit empfindet.

Inka – Ihr langer Weg zur Schwangerschaft über Psychotherapie und M-E-D

Die damals 33-jährige, sehr schlanke Inka wird im Mai 2011 vom Kinderwunschzentrum zu mir geschickt – nach acht Jahren unerfülltem Kinderwunsch. Seit fünf Jahren war sie in reproduktionstechnischer Behandlung und hatte zehn negative IVF hinter sich. Sie hat verschlossene Eileiter und einen erhöhten Androgenwert. Die Spermien ihres Mannes, mit dem sie seit ihrem 18. Lebensjahr zusammen und seit dem 24. Lebensjahr verheiratet ist, sind in Ordnung.

Im Erstgespräch fühle ich mich von ihrem gehetzten Wortschwall derart erstickt, dass ich fast keine Luft mehr bekomme, was ich ihr am Stundenende als Rückmeldung gebe mit der Bemerkung, sie wolle wohl eine perfekte, wortgewandte Patientin sein. In der zweiten Sitzung erklärt sie mir, dass sie sehr glücklich bei mir rausgegangen sei, meine Aussage sie aber nach zwei Tagen doch irritiert habe. Sie habe deren »Kernaussage« als eine »gerechtfertigte Kritik« von meiner Seite erlebt, die ihr das Gefühl von Hoffnung gegeben habe. Es sei richtig, dass sie immer einen Schutzwall um sich herum baue, weil sie von allen geliebt werden wolle.

In den ersten drei Stunden erfahre ich ihr ganzes Drama. Ihre erfolglosen »Kämpfe an der IVF-Front« hätten ihr Leben total verändert. Seither fühle sie sich wie auf einer Abschussrampe. Sie wolle wahnsinnig gern ein Kind, habe aber gleichzeitig immer die Angst, ihm in der Schwangerschaft zu schaden. Bis der Kinderwunsch in ihr Leben getreten sei, habe sie sich alles erarbeiten können. Jetzt aber könne sie ein Buch schreiben mit dem Titel: »Das Ende vom Glück«. Reinbeißen sei ihr Prozedere. Es sei jetzt so, als erlebe sie einen tiefen Absturz von der Klassenbesten zur totalen Versagerin: »Der Kinderwunsch war die Stopp-Stelle meines Lebens«. Durch ihr »Kinderwunsch-Versagen« und den Versuch, den Körper im »Perfektzustand« zu halten, habe sie lange im »abgehackten Zwei-Wochen-Zustand« gelebt. Nach dem Embryotransfer könne sie schon nicht mehr richtig laufen. Ständig müsse sie abchecken, was richtig und falsch sei, bei jedem Schritt vorher überlegen – sie sei nur mit Denken beschäftigt. Essen, Bewegen, Baden, Husten, Niesen, Wärme, Toilettengang – die natürlichsten Dinge und alles, was ihr Spaß mache, sei verboten.

Als sie nach unserer zweiten Sitzung im Humangenetischen Institut erfährt, dass sie eine fragile Stelle am Chromosom 16 hat, die unfruchtbar machen könne, habe sie einen totalen Zusammenbruch erlebt. Sie habe laut geschrien aus Wut und Hass auf sich selbst, dass »*einer allein* so viel Schrott und so viele Mankos hat, und jetzt noch eins drauf«. Am liebsten hätte sie ihren Kopf gegen die Mauer geschlagen. Sie muss sich immer voll abstrafen, früher mit Essensentzug, um körperlich zu merken, dass sie eine Versagerin ist. Sie sei absolut chancenlos dagegen, das setze sich nun in Kontrollzwängen fort – Licht, Fenster, Herd, Ofen, Schlüssel, Angst vor Strom, Feuer, Autounfall und Krankheit. Auch verreise sie nicht gerne, weil sie Angst vor Schmutz und vor Bakterien habe, die von außen in ihren Körper eindringen. Wegen einer möglichen Schwangerschaft riskiere sie seit

Jahren nichts. Früher gab es keine Kontrollängste. Aber die haben sich mit der Dauer des unerfüllten Kinderwunsches ständig gesteigert. Denn in ihr liege der Fehler. Ist sie überhaupt eine richtige Frau? Wenn sie kein Kind zustande bringe, dann nützt auch alle andere Perfektion nichts. Auf sie kann man sich jetzt nicht mehr verlassen. Jeder, der in der Schule durchfällt, kann das. Sie sei jetzt total abgestumpft gegenüber anderen. Sie habe ihren Glauben total verloren. Sie wollte mal Nonne werden, weil ihr das Beten so viel Spaß gemacht hat. Abends habe sie wie ein Ritual lange gebetet. Jetzt gebe sie Gott auch noch auf. Die Religion fehle ihr. Wenn Gott sie so fallen ließe, müsse sie einen ganz großen Fehler gemacht haben.

Die Angst sei ihr ständiger Lebensbegleiter. Alle Veränderungen machten ihr Angst. Der Kindergarten, die Grundschule, die Hauptschule seien schlimme Wechsel gewesen. Ihre Mutter sei wegen Schulangst schon mit ihr zum Psychologen gegangen. Stundenlang habe sie als Kind gelernt, wie sich in einer Endlosschleife immer alles wiederholt. Von Kind an habe sie einen »gigantischen Ehrgeiz« gehabt. Ihr Mann fordere ein Kind von ihr. Sie habe große Angst, dass er sie verlässt. Nassgeschwitzt erwache sie aus Träumen, in denen sie ein hungriges Kind hat, das sie aber nicht füttern kann, weil sie noch acht Stunden arbeitet. Sogar im Traum kann Inka sich nicht vorstellen, dass ein Kind eine Veränderung in der Berufstätigkeit mit sich bringen würde.

Fast im gleichen Atemzug mit ihrem Kampf um ein Kind erzählt Inka mir den Kampf ihrer Mutter um sie. Fünf Jahre haben ihre Eltern auf ein Kind gewartet. Ihr Vater habe genau den Zeitpunkt ihrer Zeugung gewusst. Mit ihm habe sie auch richtig gekuschelt. Ihre Mutter dagegen habe nicht viel Wärme und könne Nähe weder geben noch ertragen. Während der Schwangerschaft mit der Patientin habe sie sich einen Ring einsetzen lassen aus Angst, ihr Kind zu verlieren. Nach einer »wundervollen Schwangerschaft« habe ihre Mutter eine »schreckliche Geburt« erlebt. Inkas Kopf habe falsch herum gelegen, wie ein Sternengucker. Wegen eines Geburtsstillstands habe sie mit der Zange geholt werden müssen. Dabei habe die Mutter einen großen Dammriss mit heftigen Schmerzen bis ins Bein erlitten. Damit sei für die Mutter »die Seifenblase vom puren Babyglück geplatzt«. Nach der Geburt habe sie viel geschrien, zuerst zehn- bis zwölfmal pro Nacht, bis zum dritten Lebensjahr ein- bis dreimal. Ihre Mutter habe sie stillen wollen, die Patientin habe sie jedoch gebissen, woraufhin wegen einer Brustentzündung mit dem Stillen Schluss war. Die Mutter habe sich nach diesem Schreibaby kein zweites Kind zugetraut. Sie sei ein Einzelkind geblieben. Als das Schlimmste in ihrer Familie galt, dass ihre Mutter schlecht in der Schule war und darunter habe sie auch immer mit ihrer Mutter gelitten. Schon während der Schwangerschaft habe sie sich gewünscht, dass es ihre Tochter eines Tages besser hat. Die Mutter habe nicht geschlafen aus Angst davor, dass ihr Kind in der Schule scheitert und sie ihm nicht helfen kann. Zu Hause sei die Mutter »das Nichts« gewesen. Nie habe sie ihre Meinung gesagt aus Angst, sie könne falsch sein. Während der ganzen Schulzeit habe Inka versucht, ihrer Mutter erneutes Leiden zu ersparen, in Erfüllung von Mutters Gebot: »Enttäusche mich nicht!« Spielen gab es für die Patientin nicht, auch keine Freizeit, nur das Lernen zählte. Schon als Kind war Inka am liebsten mit sich allein, soziale Kontakte erschienen ihr zu anstrengend. Jeder Kontakt hätte die Gefahr einer Veränderung mit sich gebracht.

Über ihr Streben, die beste Schülerin zu sein, hatte Inka ihre ganze Lebensenergie verloren. Das exzessive Lernen war das erste deutliche Zwangssymptom. Damit versuchte sie, die Realität zu kontrollieren, ungeplante Veränderungen zu verhindern und ihre Mutter zu besänftigen. So hat sie durch ihre großen Ängste das Leben und die Energie, zu wachsen und Neues zu erfahren, verloren und sich auf das Überleben eingestellt, das sie Funktionieren nennt.

Bereits in der vierten Sitzung formuliert Inka, von mir auf die in der Gegenübertragung wahrgenommenen Wut- und Hassgefühle angesprochen, dass sie die Kontrollängste jetzt besser verstehen könne: »Das Zerstörerische, das in mir drinsteckt, muss ich kontrollieren, damit es nicht rauskommt.« Seit der Kindheit leide sie oft auch unter Kopfschmerzen und Migräne. Zu den Therapiestunden komme sie gern, noch nie im Leben habe sie unvorbereitet einfach alles sagen dürfen. Bald darauf vertraut sie mir an, dass sie sich schon mit sechs Jahren bis zum Orgasmus selbst befriedigt habe, wobei ihre Mutter sie erwischt und beschämt habe. Als Bestrafung dafür seien ihre kleinen Schamlippen größer geworden als die großen. Dadurch fühle sie sich wie körperlich behindert, bekomme auch keine Kinder und müsse wohl operiert werden. Sie habe wohl schon alle Babys »totgedacht«. Auch im Berufsleben wird Inkas zwanghaftes Verhalten deutlich. Schweigend leidet sie unter ungerechtfertigter Kritik, obwohl sie ihre Leistungen immer bis zum Maximum steigert. Sie will es allen recht machen, findet aber keine Ruhe. Inka fühlt sich zu feige, ihren Job aufzugeben. Die Situation sei verfahren, da niemand ihr sagen kann, ob das mit einem Kind klappt. Das Leben einfach zu genießen sei purer Luxus.

Seitdem sie bei mir sei, krabbele sie hoch, berichtet sie in einer weiteren Sitzung. Sie habe die Zwänge, die sie Ticks nennt, immer noch, aber dazu käme jetzt ein Gefühl von Freiheit. Sie beginnt zu fühlen, wie sehr der Druck sie einengt und ein selbstbestimmtes Leben zunichtemacht. Mit dem Funktionieren kontrollierte sie ihr Leben. Sie hasse den Stempel auf ihrer Stirn: »Nutz' mich aus! Hier bin ich!« Für Inka gilt: anpassen, sich nicht auflehnen, bedienbar sein wie ein

Computer. »Aber ich bin doch kein Computer!«, ruft sie in der Therapiestunde aus. Als ersten Befreiungsschlag sagt sie ihrer kontrollierenden Schwiegermutter endlich einmal die Meinung.

Im September 2011 beginnt Inka eine Sitzung mit den feierlichen Worten: »Eine Langsamkeit bemächtigt sich meiner!«. Und weiter: Etwas Wichtiges passiere von allein, ohne dass etwas Schlimmes passiere. Sie kommt sich vor wie ein kleiner Vogel, der sich aufbaut in Wechselwirkung mit den anderen. Das Leben sei schön und fühle sich gut an. Das Kinderthema werde von allein kommen. Sie habe ein Lebensrecht, aber auch die Lebenspflicht, Kinder zu haben. Sie sei gegängelt von sich selbst. Plötzlich fühlt sie eine Zuversicht, dass sich alles regele. Sie fährt fort: »Nicht, dass es unbedingt ein Kind sein muss, man kann auch ohne Kinder glücklich sein!« Die Kontrollgänge bezüglich Gefahren in ihrem Haus würden kleiner. Sie könne wieder essen und werde nicht mehr von ihren Ängsten und Zwängen erschlagen. Sie beginne, sich mit der Idee anzufreunden, mit ihrer Arbeit aufzuhören und sich auf sich selbst und das Kinderthema zu konzentrieren. Das »selbstzerfleischende Grübeln« sei vorbei. Sie redet in Liebe von ihrem Mann, ihren Hass auf sich selbst habe sie auf ihn projiziert. Sie gönne sich »ein gesundes Maß an Kontrollverlust«, redet oft eher freundschaftlich mit sich, nicht so »überichhaft«. Sie sei eine fröhliche Frau geworden.

Im Januar 2012 entschloss sich Inka nach vielen Gesprächen und Nachdenken, Ihre Kündigung für Juni abzugeben. Endlich habe sie verstanden, das Recht zu haben »ich zu sein«. Bisher sei sie ja nie »ich« gewesen, sondern hätte sich immer in andere verwandelt, die man haben will. Kurz vor Arbeitsende hat sie einen »IVF-Traum«, wie sie ihn nennt: In einem Hochhaus fuhr sie am Tage vor dem Embryotransfer allein mit einem Aufzug nach oben zum IVF-Zentrum. Die Spermien hatte sie in ihrer Hand, sie waren wie verwelkte Blumen. Am Anfang war alles recht düster. Zum richtigen Zeitpunkt waren sie voll im Saft, wieder aufgepeppt. Sie hatte das Gefühl, jetzt ist wieder alles in Ordnung, man kann mit ihnen etwas anfangen. Dann flogen noch zwei fröhliche rote Schmetterlinge herein, flatterig und lebendig wie die Hoffnung im Düsteren. – Ihre Assoziationen: Die Spermienblumen waren so verwelkt, weil der Weg im Hochhaus und im Aufzug so lang gewesen sei. Der Paniktraum habe sich zum Guten gewendet – eine Bestätigung, dass es jetzt funktioniert. Nach einem langen Weg im Leblosen, in der sterilen Welt des immer Gleichen, erlebe sie nun ihr großes Körperhaus, von dem sie angstfrei von unten bis oben Besitz ergreifen kann.

Wie der Traum und Inkas Kommentar dazu zeigen, ist sie nun bereit, kreativ zu sein, verwelkte Blüten zu neuem Leben mit roten, flatternden Schmetterlingen zu erwecken.

Inka stößt auf viel Unverständnis für die Kündigung ihrer jahrelangen festen Arbeitsstelle. Aber ihr Mann und ihre Eltern freuen sich mit ihr über diese Entscheidung. Schon drei Wochen nach dem Arbeitsende ist ihr die Arbeit so fern, dass sie kaum glaubt, vorher gearbeitet zu haben. Sie versorgt gern ihren Mann und kümmert sich um den Haushalt, schläft und liest viel. Inka muss sich an die Entspannung jedoch gewöhnen: Sie fühlt sich manchmal niedergeschlagen mit geringem Selbstwertgefühl. Jetzt nimmt sie zwei Kilo zu, doch versöhnt sie sich mit ihrem Körper und hat erstmals angstfreie Träume über ihre Schulzeit und glückliche von ihrem Mann und einem Kind. Eine Familie zu dritt sei ein gutes und richtiges Gefühl, als ob es schon immer so war, sagt sie. Ihr Ehemann braucht sie, viele Leute schütten sich bei ihr das Herz aus. Sie kostet die Zeit ohne Druck voll aus. Es fehlt ihr nichts, und sie nimmt sich das Recht, das, was ihr nicht guttut, nicht zu tun. Zum ersten Mal überlegt sie sich, ob sie statt Wut zu hegen nicht anfangen sollte, sich zu verzeihen – das bedeutet ein sinnloses Tun in ein sinnstiftendes Sein zu verwandeln. Trotz weiter bestehender Angst vor dem Verlassen ihres Hauses macht Inka eine weite Reise und kommt erfüllt zurück. Das Haus sei immer ihr einzig sicherer Ort gewesen, der sichere Boden unter ihren Füßen, wo sie sein darf, wie sie ist. Sei das zerstört, sei ihre Identität weg, ihr ganzes Hab und Gut und alle Erinnerungen.

Ich deute ihr, dass sie ihre eigene Identität, ihre eigene Lebensgeschichte in ihrem Haus untergebracht habe. Sie antwortet mir: »In meinem Inneren bin ich ›unbeschrieben‹. Ich habe mich seit Kinderzeiten wie eine Schauspielerin verhalten. Im Laufe der Therapie beginnt sie, innere Repräsentanzen aufzubauen, eine Persönlichkeit zu entwickeln. Immer weniger muss sie ihr Haus mit ihren Kontrollzwängen schützen. Wir arbeiten daran, dass es nicht ihr »Job« ist, ihre Mutter zu schützen, und solche Handlungen möglicherweise auch der Abwehr eigener Ängste dienen.

Die Zeit bis zu einem neuen IVF-Versuch lässt sie offen. Denn sie sei noch in der Erholungsphase nach der jahrelangen Anstrengung um den Kinderwunsch. Außerdem – so vermute ich – kostet sie der innere Aufbau ihrer Identität als erwachsene, selbstverantwortliche Frau und ihre ersten tastenden Schritte in eine kreative kontaktreichere Außenwelt unter Überwindung ihrer großen Ängstlichkeit viel psychische Energie.

Nach weiteren Sitzungen halte ich den Zeitpunkt für gekommen, Inka unterstützend zu ihrer psychischen Entwicklung im therapeutischen Prozess ein weiteres Instrument zur Verfügung zu stellen, das ihr einen direkteren Weg zu ihrem weiblichen Körper ebnet und gebe ihr die CD mit dem Mutter-Embryo-Dialog. Dieser neue ganzheitliche Zugang zu ihrer Weiblichkeit bringt eine erstaunliche Wandlung mit sich. Sie profitiert nachdrücklich von meiner gesprochenen Begleitung in ihr Körperinneres. Wegen ihrer positiven Übertragung zu mir als Frau ist sie bereit, weibliche Anregungen und Erlebniswelten zuzulassen. Sie versteht nun von selbst, dass sie sich in ihrem jetzt beginnenden neuen Lebensabschnitt nach innen und nicht mehr nach außen orientieren muss. Dieses neue Verständnis berührt sie tief, Tränen fließen als sie sagt: »Es glimmt schon ein Funken Mama in mir, der sonst unter Kontrolle gehalten wird, weil nicht immer alles absehbar ist.«

Inkas »Zerdenken« hat sich inzwischen in ein Denken und Fühlen über sich selbst verwandelt. Sie erkennt, dass sich ihr Leben seit ihrem Kinderwunsch immer mehr eingeengt hat, sie wie in einem Käfig lebt: übertriebene Hygiene, strengste Diätvorschriften, Zwei-Wochen-Rhythmus mit Migräne ohne Tabletten aushalten, Hass und Wut auf sich selbst und das Kind. Das endlose Rechnen, Denken, Planen – alles war eine einzige Qual. Dazu die Hiobsbotschaften: verschlossene Eileiter, Insulinresistenz, Gerinnungsstörung, und zum Schluss kam sie sich vor wie ein »Genschrotthaufen, der durch die Gegend läuft, unnütz und nicht lebenswert«. »Ich habe mich so verlassen gefühlt, ohne Glauben, ohne Platz zum Leben. Meine Suizidgedanken waren ein Trost.« Bei der ersten IVF sei sie noch unvoreingenommen gewesen und habe 20 reife Eizellen produziert. Beim zweiten Versuch seien es nur noch zwei gewesen. Sie erkennt darin die unbewusste negative biologische Antwort ihrer Eierstöcke auf ihre Angst, ein Kind in ihrem Inneren zu ertragen. Nach dieser Erkenntnis versteht sie auch ihre somatische Reaktion, dem Embryo die Aufnahme in ihre Gebärmutter zu verweigern und ihn damit der Zerstörung auszusetzen.

Die fast wahnhafte Übertreibung ihrer Vorsichtsmaßnahmen als Reaktionsbildung auf die von ihrer Angst gesteuerte Zerstörung des Embryos schreibt sie ihrer eigenen Verantwortung zu. Sie gesteht sich ein, dass sie von einer Zukunft mit einem Kind nur eine »Horrorvorstellung« habe. Es wäre die Fortsetzung ihrer unglücklichen Schulzeit mit dem Kampf um ihre Noten. Mit einem Kind müsse sie sich erneut rechtfertigen. Es würde in der Gesellschaft verglichen, dürfe nicht auffallen, damit sie sich nicht blamiere. Außerdem könne sie wegen ihres großen Ruhebedürfnisses nicht 24 Stunden für das Kind durchhalten. Es sei so, als ob eine innere Stimme zu ihr sage: »Gaukele dir nichts vor, was mit einem Kind schön ist! Zwar will man Kinder haben, aber wenn man keine hat, macht man auch nichts falsch. Kinder kann man nicht rückgängig machen.« Sie erkennt die Parallelen von Mutters jähem Ende »des puren Babyglücks« und ihren tiefen Ängsten, mit einem Kind das gleiche Schicksal zu erleben.

Die Psychotherapiestunden erlebt Inka wie einen »Befreiungsschlag«. Sie schwebt vor Glück, alles ist anders. Eine Grundsicherheit beginnt sich in ihr aufzubauen. Nach dem häufigen Hören des Mutter-Embryo-Dialogs ist ihr Gefühl zu ihrem Körper »richtig«, und sie empfindet »bedingungslose Liebe« in ihrem Bauch.

Nach anderthalb Jahren zu Hause ist es soweit. Inka und ihr Mann melden sich nach dreijähriger Pause zu einem erneuten Stimulationszyklus im Kinderwunschzentrum mit »innerer Fröhlichkeit«, wie mir Inka bei der nächsten Therapiestunde sagt. Weiter sagt sie: »Das Hören Ihrer CD macht schöne, warme Muttergefühle«, und erzählt weiter, dass sie an einem Abend das neugeborene Kind einer Freundin versorgen durfte und stolz war, es zu schaffen. Sie traut sich wieder zu hoffen. Alle ihre Eizellen und Embryonen werden jetzt erstmals die Chance haben, zu leben. Während der Stimulationsphase grübele zwar ihr altes Ich noch und sie verfalle manchmal auch noch in Panik, aber im Ganzen erlebe sie eine Grundharmonie. Mehrmals am Tag mache sie den Mutter-Embryo-Dialog für sich allein. Dabei stelle sie sich vor, dass ihr kleines Ich in der Gebärmutter sitzt und die kleinen Embryonen in den Arm nimmt. Da seien schon Tränen gekommen. Und das Schönste: Ihr Mann mache mit. Sie binden das Kind schon gefühlsmäßig in den Alltag ein. Die Natur müssten sie zwar ein Stück ersetzen, aber danach sei alles normal.

Zur Vorbereitung auf den baldigen Embryotransfer führen wir den Mutter-Embryo-Dialog zum ersten Mal gemeinsam während unserer Sitzung im Liegen durch. Hier ein Auszug:

> »Meine liebe Gebärmutter, diesen Monat kann es Sinn machen, es gibt zum ersten Mal die Chance, dass wirklich jemand kommt. Du bist die erste, die das Baby wirklich halten kann. Ich kann meinem Baby nur meine Liebe und meine Gedanken schenken. Deswegen brauche ich Deine Liebe, und ich schicke Dir alle, die ich nur schicken kann. Wir beide tun unser Bestes, und zu zweit geht es besser als allein. Deine stetige Arbeit gibt mir die Zuversicht, und ich kann Natur Natur sein lassen. Ich stelle es mir sehr gemütlich in Dir vor. Ich hoffe, dass ich Dir genau so viel Kraft und Unterstützung geben kann, wie Du brauchst, um sie weiterzugeben. Liebe Eierstöcke, Ihr seid total im Stress, aber ich habe Euch das angekündigt. Meine Gedanken sind dieses Mal so positiv, dass ich Euch eine Hilfe sein kann. Eure Anstrengung loht sich! Vielen Dank fürs Zuhören! – Ich habe mich immer allein gefühlt. Die Idee vom Team hilft mir total. Startschuss, jetzt läuft das Spiel, wir fassen uns an die Hand und ziehen alle an einem Strang. Das Machermäßige ist jetzt draußen, einfach alles sein lassen. Ich habe ein tiefe Erkenntnis: Früher habe ich gedacht, mit jedem meiner Gedanken kann die Gebärmutter den Schalter umlegen: ja oder nein. Mit den neuen Gedanken habe ich Vertrauen und die Gewissheit, dass

nicht alles in meiner Hand liegt. Die Natur hilft! Jetzt ist da Platz für Wärme und Liebe im Gegensatz zur Technik. Ich fühle mehr Weiblichkeit. Die war wohl immer schon da, nur verschüttet durch Denken und Planen.«

Bei der Eizellentnahme empfindet Inka eine ihr unbekannte Ruhe. Zehn Eizellen können gewonnen und sechs davon befruchtet werden. Als sie ihren Mann scherzhaft fragt, wie viele es bei ihm waren, antwortet er: »ein bisschen mehr!« Am Tag danach hat sie Geschlechtsverkehr mit ihrem Mann, die Fantasievorstellung der Befruchtung ist ein wunderbares Gefühl. Rein psychisch hätten die Embryonen bisher keine wirkliche Chance gehabt, in ihre Gebärmutter einzuziehen. Nun könne sie endlich fühlen, warum so viele Embryonen sterben mussten. Wir verstehen: In einem paralysierten, toten Körper, in dem alle Stoffwechselvorgänge und Bewegungen ausgeschaltet sind, kann keiner überleben. Ein Lebewesen braucht einen lebendigen Körper, um darin zu gedeihen. Inka schaut rückwärts: Es sei ja auch nicht um das Kind gegangen, sondern nur darum, mitzumachen mit den anderen. Das Karrierestreben und das Hamsterrad hätten keine Gefühle zugelassen. Jetzt fühle sie sich als Frau und nicht mehr als ein Frauenroboter.

Mitte Februar 2014 wird ein Embryo in ihre Gebärmutter zurückgesetzt. »Der wollte wirklich wieder heim«, ist Inkas Kommentar. Beim Mutter-Embryo-Dialog habe sie ein goldenes, zusammengerolltes Baby gesehen, sie habe die Liebe einfach fließen lassen wie einen »leuchtenden Energieball«. Das Gefühl von Hoffnung herrsche in ihr vor, jetzt gebe es eine schöne Zukunft. Die Gebärmutter mache schon ihr Ding. »Der Onkel im Labor war der Babysitter«, berichtet sie euphorisch. Der Lichtkegel, den sie im Hier und Jetzt in ihrem Unterleib spüre, sei wie ein Schutzpanzer – eine völlig neue Gedankenwelt.

Die Tage bis zum Schwangerschaftstest begeht sie langsam und völlig entspannt. Allem gewinnt sie etwas Positives ab. Als sie erfährt, dass sie schwanger ist, führt sie zu Hause täglich den Mutter-Embryo-Dialog fort und teilt dem Kind mit, wie glücklich sie sei, dass es sich entschlossen habe, zu ihr zu kommen, dass alles in Ordnung sei und sie Vertrauen habe, es werde wachsen und bei ihr bleiben. Wenn sie den Mutter-Embryo-Dialog mache, seien das Momente puren Glücks. Der Dialog sei viel besser als alle Ratgeber. Ihr Perfektionismus sei ihr abhandengekommen und der Kontrollzwang habe sich schlafen gelegt. An einem Kind reize sie, die Welt noch einmal zu entdecken, kleine Dinge, wie mit ihrem Mann zu lachen.

Sie möchte die Liebe weitergeben und das Vertrauen stärken, dass das Kind auch ohne ihr Zutun wächst. Früher habe sie gedacht, sie müsse neun Monate liegen, ohne etwas zu tun. In der technischen Welt habe ihr niemand von diesen

Mutter- und Liebesgefühlen erzählt. Sie musste nur alle acht Stunden die Medikamente nehmen und ist schon an der Logistik zerbrochen. Es gab weder Zeit, Platz noch die Chance, mit Gefühlen zu reagieren. In der technischen Welt hat sie ein Anforderungsprofil, zum Schluss war alles abgehakt, erledigt, und nach drei Tagen war sowieso alles vorbei. »Diesmal hat mein neues Ich den Mutter-Embryo-Dialog gehört und die Liebe auf den Plan kommen lassen.« Ihr Vater hat sich die Brille geholt und mit Tränen im Auge das Ultraschallbild gestreichelt. Im Traum hat sie wie eine Löwin um ihr Kind gekämpft. Die Gebärmutter ist ihre beste Freundin, die mit ihren Armen das Baby immer im Kuschelgriff hat.

Die Geburt eines gesunden Mädchens ist komplikationslos. Inka bleibt erst einmal zu Hause und genießt mit ihrem Mann und ihren Eltern die neue Zeit.

Schon zu Beginn der Psychotherapie war es Inka möglich, über Gefühle zu reden und sie zu zeigen. Sie konnte unter meinem Schutz Abstand von ihren Kontrollzwängen und Zerstörungsängsten nehmen. In der Übertragungsbeziehung zu mir als Frau und Mutter konnte sie in der Therapie ein gutes Gefühl zu ihrem Körper entwickeln und sich selbst als Frau fühlen, als Frau, die ohne Angst und Kontrollzwänge nach zehn Fehlschlägen freudig ein Kind empfangen und austragen kann. Inka besaß eine sehr dramatische Seite, sie ging von einem Ort des Todes zu einem Ort des Lebens, von einem gelähmten, ja einem toten Körper zu einem Körper voller Resonanz und Liebe. Nachdem sie im Laufe der Therapie sich selbst als Person mit eigenen Rechten und als einer mütterlichen Frau Geburt geben kann, kann sie auch ihren Mann an ihrem seelischen Wachstum und ihrer Mutterschaft teilhaben lassen und ein Kind zur Welt bringen. Lange Zeit stellte sie mit ihren stereotypen Wiederholungen und endlosen Zwängen meine Geduld auf eine harte Probe. Eine derartige Wandlung habe ich anfangs nicht für möglich gehalten, aber mit großer Freude begleitet.

Sonja – M-E-D bei Vierlingsschwangerschaft nach Hormonbehandlung

Aufgrund eines Hormondefekts (hypothalamische Normvariante der Hormonfreisetzung) kann Sonja nur mit Hormontherapie schwanger werden. Zusätzlich zur gynäkologischen Behandlung sucht sie, nachdem ihr Kinderwunsch zwei Jahre unerfüllt blieb, meine Hilfe. Im Erstgespräch erfahre ich Folgendes: Sie hat viele Ängste: vor Kontrollverlust, Tunneln, Fliegen, Ertrinken, Ersticken, Schifffahrten, auch Platzangst, sie sei pessimistisch und grüble viel. Sie erzählt mir von ihrer gefährlichen, hektischen Geburt, bei der sie die Nabelschnur zweimal um den Hals gehabt habe und fast gestorben wäre. Sie sei ganz blau zur Welt gekommen. Wenige Sätze später vertraut sie mir an, dass sie gar nicht wisse, ob sie Kinder wolle und sich auch nicht vorstellen könne, dass ein Kind in ihr wachse. Sie habe Angst vor einer Schwangerschaft und vor der Schuld, wenn dem Kind etwas zustoße – im Mutterleib oder später. Oft denke sie darüber nach, welche Todesanzeige sie aufsetzen würde, wenn ihr Kind stürbe. Eine Geburtsanzeige käme ihr nicht in den Sinn. Sie habe keine Unbeschwertheit und lange keine Lebenslust gefühlt. Damit zeigt sie mir im Erstgespräch bereits ziemlich unmissverständlich, wie ihre eigene traumatische Geburt nicht nur ihr Leben bis in die Gegenwart hinein beeinträchtigt, sondern auch transgenerationell die nächste Generation verhindern kann.

Während ihrer dreijährigen Psychotherapie bei mir, in der sie sich mehreren Hormonbehandlungen unterzog, bestätigte sich diese Annahme. Ihre Stimmungen in dieser Zeit gleichen einem stürmischen Meer mit hohen Wellenkämmen und tiefen Tälern. So geht es ihr auch mit ihrer inneren Haltung zu einem Kind, die immer wieder durch ihre Ängste erschüttert wird und deshalb ambivalent bleibt. »Ich will so bleiben, ohne Spritzen, ohne Kind!« Sie ist voller Zweifel, besonders wenn sie allein ist. Jeder Schritt hin zu einer Schwangerschaft erscheint ihr so mühsam, als müsse sie den Mount Everest besteigen. Zentner lasten auf ihr. »Zuerst ist ein Kind schön, dann schiebt sich plötzlich die Angst dazwischen, dunkel, wie eine tote Höhle, in der ein totes Kind hockt.« Dann sei wieder der große Wunsch nach einem Kind da, gepaart mit der Sorge: »Die anderen schnappen mir die Kinder weg wie in einer Schlange beim Bäcker. Ich warte schon so lange und komme wieder nicht dran.« Sonja lernt in der Therapie, dass ihre Angst nicht nur von ihren traumatischen Erlebnissen während ihrer Geburt herrührt, sondern ihr auch dazu dient, all ihre negativen aggressiven Gefühle wie Frustration, Wut, Ärger, Enttäuschung, Neid und Schuldgefühle abzuwehren. Sie erkennt, dass sie nicht nur wütend auf sich selbst ist, auf ihre nicht funktionierenden Geschlechtsorgane und die aufwändigen Behandlungen – die Psychotherapie eingeschlossen –, sondern zeitweise auch auf ihren Mann, ihre Eltern, Schwestern und auf ihre Freundinnen, die bereits Mütter sind.

In den Sitzungen erzählt Sonja von schlimmen Träumen, in denen es um Eingeschlossensein, Gewalt, Verfolgung und Mord geht, die sie während der Hormonstimulation quälen. Jede Nacht »bin ich voll im Stress«. Mit Eintreten der Blutung hat sie Ruhe vor den Träumen und fühlt sich erleichtert: »Gott sei Dank muss ich nicht mehr so bangen.«

Nachdem Sonja immer wieder ihre Ängste und erregte Unruhe bei mir deponieren kann, werde ich auch während meiner Abwesenheit für sie ein Zufluchtsort und eine verlässliche, schützende Instanz. Aus jedem Urlaub schreibt sie mir eine ausführliche Karte. Anhand des Mutter-Embryo-Dialogs, den ich mit Sonja kontinuierlich durchführte, werde ich nun dessen heilende, schützende und integrierende Wirksamkeit aufzeigen.

Schon beim ersten Dialog unter meiner Leitung gelingt ihr die Kontaktaufnahme mit ihrem Unterleib. Von da an liebt Sonja es, ihre Gebärmutter mit ihrer inneren seelischen Hand zu streicheln. Sie habe bis dahin gar nicht gewusst und gefühlt, dass die Gebärmutter tatsächlich da ist. Beim zweiten Dialog gehören die »blöden Scheiß-Eierstöcke« zu ihr und sind keine Feinde mehr. Beim dritten Dialog will sie mit ihrer Hypophyse sprechen und entdeckt, dass ihre Organe Verbündete sind. In ihrer Gebärmutter findet sie jedoch tote Leichenklumpen – »wie in der Toilette«, sagt sie – und distanziert sich gedanklich schnell wieder hiervon, weil sie die Gebärmutter für tot hält. Dann stellt sie sich ihre Gebärmutter wie eine Hausfrau und Oma vor, die alle Kissen in der Sonne lüftet. Von nun an hat sie richtige Sehnsucht nach diesem Zwiegespräch. In den Stimulationsphasen macht sie den Dialog manchmal zweimal am Tag, und des Nachts beruhigt er sie nach ihren schlimmen Träumen.

Bald darauf ist Sonja beim Mutter-Embryo-Dialog nach einer fehlgeschlagenen Hormonbehandlung erstmals nicht mehr wütend, sondern traurig, »als ob jemand gestorben wäre«, so kommt es ihr vor. Sie erkennt, dass ihr Wunsch bisher ein »Scheinwunsch« gewesen ist. Trotzdem habe sie gleich mit ihren Organen gesprochen, denn sie wusste nun, dass diese ihr Bestes gegeben haben. Statt Hass zu empfinden, »habe ich auf der Toilette über das hellrote Blut richtig schmunzeln müssen und habe der Schleimhaut gesagt: ›Das hast Du super gemacht!‹« Kurze Rückfälle, in denen Sonja sich »wie auf der Flucht, leblos und unfruchtbar« fühlt, kann sie nicht steuern. Bald wieder ist sie jedoch stolz auf ihre Gebärmutter und bedankt sich bei ihr, weil sie »wie ein Hotel« ist.

Im Jahr darauf erleidet Sonja eine Tubenschwangerschaft und muss operiert werden. Danach entwickelt sie eine Schilddrüsenüberfunktion – dies wahrscheinlich aufgrund all der Zweifel, dem Zwiespalt und den Schuldgefühlen, die sie sich nun wieder bei ihr einstellen und ihr das Gefühl geben minderwertig zu sein.

Im Februar 2012 träumt die Patientin endlich ihren Geburtstraum, den ich hier wiedergebe:

> »Ich befinde mich auf einem Schiff, alles ist dunkel. Der Kapitän zeigt uns, wie das Schiff in Schieflage gerät. Er stellt das Schiff noch zweimal schief, dann ist er plötzlich verschwunden, und das Schiff geht immer weiter weg vom rettenden Hafen, in welchem ich auf der Kaimauer noch Menschen gesehen habe. Ich habe entsetzliche

> Angst, dass das Wasser mich nun verschlingt und ich ertrinken, ersticken und unter dem schwarzen, bedrohlichen Wasser keine Luft bekommen werde. Die Schieflagen kommen so schnell wie die Wellen, hin und her, eine nach der anderen. Ich kann fast nicht verschnaufen, da kommt sofort die nächste Gefahr.«

Ich zeige Sonja die Ähnlichkeit dieses Traums mit ihrer tatsächlichen Geburt auf: Die Schieflage des Kopfes im Geburtskanal, das seelische und körperliche Verlassenwerden von ihrer Mutter während der Periduralanästhesie, die lang anhaltende Luftnot, die Lebensgefahr, die Wehen wie Kontraktionswellen. Jede Austreibungswehe erhöhte wegen der um ihren Hals geschlungenen Nabelschnur die Todesgefahr durch Ersticken. Gerade das fürchtet Sonja bei einer Schwangerschaft: Wenn ihr Kind da sei, kommt es nicht wieder raus. Dann sei sie mitten in der Gefahr. Das schlimme Ende komme auf jeden Fall.

Nach dieser Stunde herrscht ein völlig anderes Klima in Sonja und zwischen der Patientin und mir, so wie eine ruhige, sanfte See nach einem überstandenen tosenden Sturm. Sie fühlt sich ganz erleichtert, »dass das raus ist. Meine Geburt ist wie erledigt!« Sonja beginnt gleich die nächste Spritzenkur, die jetzt für sie dazugehört. Der Mutter-Embryo-Dialog ändert sich ebenfalls erheblich. Die Gebärmutter erlebt sie als zufrieden und in freudiger Erwartung:

> »Du hältst die Türen offen und bist nicht mehr so nervös und aufgeregt wie früher. Damals habe ich mir ausgedacht, wie ich die Killerzellen abhalten kann. Jetzt brauche ich mir gar keine Abwehrdinger auszudenken, mein Bauch ist ganz sicher [...] Ganz warm und weich wie auf einem Kissen liegt eine kleine weiße Perle darin, irgendwie ein Geheimnis [...]... Ich würde mir wünschen, dass es ein echtes Kind ist. Aber auch schon dieses Gefühl ist für mich ein Geschenk. Meine überschüssige Liebe schicke ich in meinen Bauch [...] Ich bin so neugierig, wie das wäre, eine Mutter zu werden, ein Kind auszutragen«

Die Gebärmutter nennt Sonja jetzt das kostbarste Organ in ihrem Körper, sie sei wie eine Königin: »Ich möchte Dich pflegen wie eine gute Freundin oder einen kostbareren Menschen. Ich fühle eine selige Ruhe in meinem Bauch, er ist wie ein heiliger Raum!« Als die Periode kommt, weint Sonja viel.

Dann beginnt Sonja die zweite Spritzenbehandlung nach ihrem Geburtstraum. Die Behandlung führt, wie sich bald darauf zeigt, zunächst zu einer katastrophalen Situation. Sonja fühlt sich bereit für ein Kind, verspricht der Gebärmutter, sie immer mit Licht, Wärme, Sauerstoff und Zuwendung zu versorgen und zu stärken, damit sie sich gut entfalten kann. Inzwischen »ist auch mein

Gefühl weggegangen, dass die Zeit irgendwie nur eine Wartezeit und eine so verschenkte Zeit ist«. Eine Traurigkeit kommt in Sonja hoch bei dem Gedanken, dass kein Mensch ihr versprechen kann, dass sie ein Kind kriegt. Beim Dialog zwei Tage nach dem geplantem Geschlechtsverkehr mit ihrem Mann schwankt sie zwischen Vertrauen und Zweifel und fragt sich, ob die ganzen schönen Bilder nur Einbildung waren. Dennoch bedankt sie sich für das Wunderwerk in ihrem Bauch, das aber doch so viele Unsicherheiten in sich birgt. Sie wünscht sich hoffnungsfrohe Gedanken, die sie zu ihrer Gebärmutter schicken kann.

Einige Stunden vor dem Ergebnis des Schwangerschaftstests hat sie während des Mutter-Embryo-Dialogs das Gefühl, der Körper bestimme den Erfolg selbst. Die Jalousien bei der Gebärmutter seien unten, sie möchte nicht gestört werden. Sonja fühlt eine Ruhe, als sei das Kind herzlich willkommen. Als ihre Schwangerschaft feststeht, sagt sie im folgenden Zwiegespräch zu ihrer Gebärmutter:

> »Du schmunzelst und amüsierst Dich ein bisschen, dass ich so viele Zweifel gehabt habe, obwohl Du doch alles gut kannst und gut gemacht hast. Und Du wusstest das schon immer, bloß Du hast noch gewartet, bis ich selber bereit bin! [...] Das war eine schöne Begegnung mit dir, wie wenn man zum ersten Mal ein neugeborenes Kind sieht, da ist man ganz beseelt, oder das ist so wie heilig!«

Eine Woche danach kommt die Patientin weinend in die Stunde zu mir und hört gar nicht mehr auf zu schluchzen. Im Ultraschall hat man vier Fruchthüllen gesehen, zwei Herzen schlugen bereits. Sie hat solche Angst gekriegt. Sie habe sich also doch in Gefahr begeben, als sie sich darauf eingelassen habe, schwanger zu werden. Nichts habe sie im Griff. Die Gefahr mit vier Kindern im Bauch ist für sie wie eine Zeitbombe. Sie fragt sich, warum bei ihr immer etwas schief läuft, und wünscht sich wieder den Mutter-Embryo-Dialog gemeinsam mit mir zu machen, um sich zu beruhigen. Zu ihrer Gebärmutter sagt sie:

> »Vier Gäste sind zu Dir gekommen. Ich war im Gefühlschaos. Ich hoffe, dass nur zwei einen richtig schönen Platz gefunden haben, und die zwei anderen wie Seifenblasen zerplatzen. Ich bitte Dich, nicht aufgeregt zu sein bei der Untersuchung [...] Ich will die Kinder herzlich begrüßen. Ihr müsst verstehen, dass ich sehr aufgeregt war, dass noch mal zwei Geschwister von Euch gekommen sind. Gleich ist die Untersuchung, aber Ihr braucht keine Angst zu haben. Dr. R. ist ein bisschen wie ein Opa. Die zwei anderen sind ja nur Hüllen. Ich hoffe so arg, dass man keine Entscheidung und keinen Eingriff machen muss. Ihr zwei seid in einer ruhigen Nische, ich schütze Euch gedanklich.«

Ich selbst war ebenfalls tief getroffen und in der Nacht fast schlaf- und ratlos, ob es eine richtige Entscheidung für diese Notsituation geben kann.

Wie bald sichtbar wird, haben sich doch vier Embryonen weiterentwickelt. Sonja ist erneut im Gefühlschaos, weint viel, muss sich übergeben, nimmt an Gewicht ab. Vier Kinder kann und will sie nicht zur Welt bringen. Das Paar spricht mit älteren Freunden und dem Pfarrer, der sagt, dass sie sich nicht *gegen* zwei, sondern *für* zwei entscheiden werden. Sie habe in der letzten Zeit viel gelernt, dass sie nichts im Griff hat und sich einfach auf das Leben verlassen muss. Ihr Mann ist ihr eine große Stütze in dieser Zeit der Entscheidung. Die Patientin wünscht sich zwar weiterhin den Mutter-Embryo-Dialog mit mir, doch hat sie auch Angst davor:

> »Irgendwie denke ich, dann treffe ich alle vier, und ich möchte zweien nicht unbedingt Angst machen, dass wir zwei töten müssen, aber gar nicht wollen, sondern das tut mir ja so leid […] *Wir* denken, dass es für zwei Embryonen so schlimm ist, dass sie jetzt weggehen müssen. Jeder wollte kommen, das stimmt ja vielleicht auch, aber vielleicht ist es für die nicht so schlimm, wenn sie nur eine kurze Zeit bei mir waren.«

Als wir den Dialog in der nächsten Sitzung aufnehmen sagt sie:

> »Liebe Gebärmutter, auf der einen Seite ist das natürlich ganz nett von Dir und genau so, wie ich es mir gewünscht habe, dass Du so eine nette, freundliche, großzügige Herbergsmutter bist, die alle willkommen heißt. Aber auf der anderen Seite waren es einfach zu viele Kinder, die Du aufgenommen hast. Ja, aber ich möchte Dir keinen Vorwurf machen, sie sind einfach zu Dir reingeschlüpft, und Du kannst nichts dafür.«

Dann dankt sie der Gebärmutter und bittet weiter um einen sicheren Platz für die Embryonen. Sie solle sich nicht aufregen, wenn für die inzwischen beschlossene und ärztlicherseits empfohlene Embryoselektion in sie hineingepiekt werde, sondern Ruhe ausstrahlen, damit die Kinder, die bei ihr bleiben dürfen, sich ganz sicher fühlen. Dann wendet sie sich an alle vier Kinder, die sie liebevoll begrüßt:

> »Ja, ich bin Eure Mama. Heute möchte ich Euch richtig begrüßen und willkommen heißen in meinem Bauch. Ja, Ihr seid alle zu mir oder zu uns gekommen. Wir haben uns auch gefreut. Aber wir waren auch ganz erschrocken, weil ich wusste, dass mein Körper oder ich keine vier Kinder austragen kann. Weil es dann vielleicht gefährlich

> für mich ist, und weil Ihr dann alle vier vielleicht keinen Platz habt und Euch nicht gut werdet entwickeln können […] Aber trotzdem sind wir traurig und fühlen uns schuldig, dass wir zwei Kinder ja nicht ins Leben begleiten können […] Wir wollen Euch nicht das Gefühl geben, dass zwei von Euch weniger wert sind. Aber alle vier können wir einfach nicht austragen […] Trotzdem werden wir alle vier im Herzen bewahren, auch wenn vielleicht zwei wieder zurückgehen müssen. Und dann seid Ihr einfach nicht auf die Welt gekommen, vielleicht wie so viele ganz andere Kinder auch.«

Am Ende des Dialogs sagt Sonja: »Jetzt ist mein Bauch irgendwie ruhiger. Und irgendwie war's gar nicht schlimm, Kontakt aufzunehmen, aber allein habe ich mich nicht getraut.« Es sei jetzt für sie so, als hätten die Embryonen gar kein solch riesiges Problem und keinen Schrecken, als hätten sie gesagt: »Ja, ja, ja, ja, wir wissen schon, wir sind halt zu viert gekommen, aber wir wissen schon, dass nur zwei bleiben können!«

Gemeinsam verstehen wir, dass diese vier Embryonen kein Geschenk der Natur sind, sondern eine Folge – fast ein Fluch – der Technik. Sonja und ihr Mann werden zu einem Spezialisten in einer anderen Stadt überwiesen, wo sie beide gut betreut werden. In der dortigen Klinikkapelle weint und betet sie gemeinsam mit ihrem Mann. Sie wird auch von einer Psychologin betreut. In dieser Zeit nimmt sie den Mutter-Embryo-Dialog allein wieder auf und verabschiedet sich von den zwei Embryonen. In der zwölften Schwangerschaftswoche wird eine Kochsalzlösung bei zwei Embryonen in die kleine Nabelschnur gespritzt und die beiden »schlafen schnell und friedlich ein«, das sei ihr Gefühl gewesen, berichtet mir Sonja nach diesem Eingriff. Auch sie fühle sich nun friedlich und erleichtert. Die nächsten sechs bis acht Wochen sind noch eine schwere Zeit für sie, da nach einem solchen Eingriff eine achtprozentige Gefahr besteht, dass die lebenden Feten ebenfalls abgestoßen werden. Die zwei toten Embryonen empfindet sie nicht als Fremdlinge in ihrem Bauch, da sie von ihrem Körper wieder resorbiert werden.

In den kommenden Wochen schläft Sonja ruhig und viel, Tag und Nacht. Der Schlaf ist der sicherste Ort und Schutz für sie. In Träumen verarbeitet sie den Eingriff. In einem Traum werden ihr Mann und zwei Kinder von einem dunklen Meer verschluckt. In einem weiteren serviert eine Freundin Sonja Essen. Voller Ekel und Schrecken muss sie feststellen, dass die Nudeln Nabelschnüre sind. Im Traum verarbeitete sie die biologische Tatsache, dass ihr Körper die zwei Embryonen resorbieren, quasi aufessen, muss. Im Mutter-Embryo-Dialog mit mir bedankt Sonja sich, dass die Gebärmutter so gut mitgearbeitet hat und bittet sie, auf die anderen zwei weiterhin gut aufzupassen und ihnen eine schöne Herberge zu bieten. Sie wünscht sich, dass die beiden nicht gestört werden oder in Gefahr kommen. Und langsam beginnt sie sich zu freuen auf die zwei verbleibenden Kinder. Ihre Verwandten und Freunde, die sich mit ihr freuen, unterrichtet sie nun von einer Zwillingsschwangerschaft. Sie weiß, dass sie die Horrorvorstellung von vier Kindern in ihrem Bauch nicht länger hätte ertragen können. Zwar ist die Angst noch immer ihr nächtlicher Begleiter, aber die Hoffnung überwiegt. In den Psychotherapiesitzungen werfen wir ihre Angst symbolisch immer wieder in meinen Papierkorb, was sie beruhigt. Sie hat einen Traum, dass man hingerichtet wird für das, was man begangen hat.

Im Mutter-Embryo-Dialog, den sie täglich allein durchführt, kämpft sie immer wieder mit ihrer Angst, die nun aber nicht mehr in der Gebärmutter, sondern um diese herum sitzt. Sie erzählt ihren zwei Kindern, dass »die anderen vom Himmel herunterschauen und in Gedanken oder im Gefühl Geschwister sind, die sich freuen, wenn Ihr Euch so entwickeln könnt«.

Ab der 20. Schwangerschaftswoche fühlt Sonja sich gelassen, zufrieden und nahezu angstfrei. Ihre frühere Vorstellung, neun Monate Horror zu erleben, kann sie nicht mehr nachvollziehen. Sie erlebt die Gebärmutter als stolz und selbstbewusst: »Du bist ein großes Phänomen und schlau. Du hast die zwei Kinder in den Himmel geschickt und für die anderen gut gesorgt und bist ruhig gewesen. Jetzt ist meine Sehnsucht nach Kindern und Familie gestillt«. Erst im Nachhinein spürt sie, wie groß der Schmerz war, keine Kinder zu haben. Sie hat lernen müssen, dass sie das Schicksal nicht beeinflussen kann. Die Kontrolle ist ihr jetzt egal, sie kennt sich selbst nicht wieder: »Die Freude ist unermesslich – jetzt bin ich der Fachmann, fröhlich und stolz«!

Ab der 36. Schwangerschaftswoche führe ich mit Sonja die neun Abschlussstunden der Bindungsanalyse (Hidas & Raffai, 2006) durch. In der dritten Abschlusssitzung erzählt sie ihren Kindern bewegt und unter vielen Tränen ihre eigenen schmerzvollen Erinnerungen an die Empfängnis und die Schwangerschaft. In der 38. Schwangerschaftswoche wird klar, dass die Geburt wegen der Querlage des unteren Kindes mit einem Kaiserschnitt stattfinden muss. Eine letzte Konfliktsituation ergibt sich, als der Arzt ihr einen Operationstermin in der 38. Woche vorschlägt. Eigentlich will sie die Kinder den Termin selbst entscheiden lassen, meint aber, sich dem Arzt unterordnen zu müssen. Sie erlebt einen schrecklichen Tag »wie in einem Wahn, in einem Strudel von Todesangst um die Kinder. Ich hatte die Allmachtsfantasie, dass ich die Entscheidung fällen müsste zwischen Leben und Tod«. Nach unserem Gespräch beschließt sie zu warten. Vier Tage später geht sie mit ihrem Mann nach dem Einsetzen der Wehen ins

Krankenhaus und ruft mich an, sodass wir die zehnte Abschlusssitzung zur Vorbereitung der Kinder auf den Kaiserschnitt noch telefonisch durchführen können. Zwei Stunden später werden ihre beiden Söhne in einer ruhigen und friedlichen Atmosphäre geboren. Sie haben sofort an der Brust getrunken, zum Erstaunen des Klinikpersonals nicht geweint, sondern alle angelacht. Nach der Geburt schreibt sie mir: »Trotz aller Freude kommt immer wieder auch eine Traurigkeit hervor. Unsere beiden anderen Kinder haben einen festen Platz in unserem Herzen und in unserer Familie. Wir sehen sie nun als Schutzengel für die beiden anderen.« Als mich die ganze Familie fünf Monate nach der Geburt besucht, werden die zufriedenen Zwillinge noch voll gestillt. Sonja strahlt, anstatt auf dem Boden zu gehen, schwebe sie oft vor Glück.

Anhand der fortlaufenden Mutter-Embryo-Dialoge können wir Sonjas Entwicklung verfolgen. Abgesehen von ihrem Hormondefizit kann sie erst schwanger werden, nachdem sie infolge der Aufarbeitung ihres Geburtstraumas ihren Unterleib positiv besetzt und ihn nicht durch ihre Angst verschließt. Mithilfe des in die Psychotherapie integrierten Mutter-Embryo-Dialogs kann sie sich eine innere schützende und entlastende Mutterfigur schaffen, sodass Verfolgungsängste und Schuldgefühle beherrschbar sind. In gewissem Sinn hat sich Sonjas anfängliche Überzeugung, vor einer Geburtsanzeige eine Todesanzeige aufzusetzen, tragischerweise bewahrheitet: Zwei ihrer Kinder sind vor der Geburt im Mutterleib gestorben. Sonja besteht diese schwerste Probe ihres Lebens, die auch mir zeitweise die Luft nahm, in einer bewundernswerten und für alle Beteiligten am wenigsten traumatisierenden Weise. Dies gilt insbesondere für die Zwillinge, die aufgrund ihrer Lage im unteren Teil der Gebärmutter überlebten und den Tod ihrer Geschwister erdulden mussten. Sicher haben sich die Spuren des Verschwindens von zwei ihrer Geschwister in ihre Körpererinnerung eingeschrieben. Sonja und ihr Mann haben sich bereit erklärt, mit ihren Kindern in einem gewissen Alter über diesen dramatischen Lebensanfang zu sprechen.

In Sonjas Mutter-Embryo-Dialogen können wir gut erkennen, wie alle ihre Seinsschichten vom Fötus bis zur erwachsenen Mutter abwechselnd zum Vorschein kommen. Durch meine analytische resonante Einstellung konnte sie ihren Mutterleib zum Resonanzkörper für ihre Babys gestalten. Die Fähigkeit zu diesem Embodiment hatte sie infolge ihrer traumatischen Geburt und ihrer lebenslangen Sorge um ihren depressiven, selbstmordgefährdeten Vater vor der Therapie nicht entwickeln können.

Sonja kommt seit der Geburt ihrer Zwillinge einmal jährlich zu mir, um sich mit mir über ihre Kinder auszutauschen und weil sie sich bei mir so »zuhause – wie bei einer Mutter eingebettet« fühle. Jetzt will sie mit mir auch über eine neue

Schwangerschaft nachdenken. Ihre Kinder gehen in größeren zeitlichen Abständen zu einem Kinderosteopathen, der die beiden bald dreijährigen Jungen als sehr vital, im Kontakt gut aufeinander bezogen, aber durch ein zugrunde liegendes Problem in der Tiefe als unruhig beschreibt. In ihrer kürzlichen Stunde berichtet sie mir von einem schrecklichen Traum, den sie auf ihre Situation in der Schwangerschaft und die Zeit bei mir bezieht:

> »In meinem Haus lagen zwei Leichen im Keller, die ich nicht gesehen habe, von denen ich aber wusste, dass sie da waren. Jemand sagte mir, man müsse die rasch wegschaffen. Ich fühlte, dass man mich für die Leichen verantwortlich macht. Obwohl ich wusste, dass ich es nicht war, hatte ich Angst, die Polizei könnte mich ertappen und denken, dass ich der Mörder war, obwohl ich nur geholfen habe, sie wegzuschaffen«.

Dazu sagt sie, sie habe in der Tat zwei Menschen umgebracht und sei dafür verantwortlich. Was würden Verwandte und Freunde denken, wenn sie das wüssten? Ich antworte ihr, es sei tatsächlich ihre Aufgabe, die zwei toten Kinder aus ihrem Körperhaus zu entlassen, also »wegzuschaffen«, damit ihr Körper kein Totenhaus sei und sie dadurch ihren Söhnen nicht die von ihr empfundene Schuld aufbürde. Für diese innere Belastung könne die bei den Jungen wahrnehmbare tiefe Unruhe ein Zeichen sein. Sonjas Traum verdeutlicht aber noch einen anderen Aspekt, der für ihren erneuten Kinderwunsch von entscheidender Bedeutung ist. Die Verarbeitung ihrer ersten traumatischen Schwangerschaft ist noch nicht vollendet. Solange diese »Leichen« gedanklich unbewusst in ihrer Gebärmutter liegen und ein Abdruck des Geschehens noch in ihrer Seele vorhanden ist, hat das zukünftige Kind dort keinen Platz. An dieser Stelle müssen wir zunächst therapeutisch weiterarbeiten.

Elisa – M-E-D bei Kinderwunsch nach vorangegangener Abtreibung

Meine 43-jährigen Patientin Elisa habe ich wegen der großen Entfernung nur zweimal für eine längere Sitzung gesehen. Ihr männlicher Psychoanalytiker empfiehlt mich ihr wegen ihres unerfüllten Kinderwunsches als eine Frau, die ihr helfen kann, eine Frau zu sein und ein Kind zu bekommen. So kommt sie innerlich gut vorbereitet durch ihr Vertrauen zu ihrem Therapeuten mit einer positiven Vor-Übertragung *(pretransference)* zu mir. Sie ist eine eher spröde, männlich orientierte Managerin, die stets versucht hat, alles zu kontrollieren und zu funktionalisieren. In Polen ungewollt von 19-jährigen Eltern gezeugt war sie nach deren erzwungener Hochzeit ein Schreikind. Ihre Mutter – vom Vater mit vielen Frauen betrogen – erkrankte an einem Melanom, als Elisa zehn Jahre alt war und starb sechs Jahre später. Ihr Therapeut hat wohl ihre abgewehrte Muttersehnsucht verstanden, als er sie zu mir schickte. In ihrem bisherigen Leben gab es viel Sex ohne Leidenschaft als Tauschgeschäft gegen Liebe, als Aufrechnung von Geben und Nehmen. Während einer Verliebtheit in ihrer Studentenzeit wurde sie schwanger. Ohne Gewissensbisse und ohne den geringsten Zweifel war die Entscheidung zur Abtreibung klar. Erst als sie Anfang 30 ein Kind haben wollte, dachte sie über eigene Kinder nach. Trotz aller stimmenden Rahmenbedingungen habe es »die Biologie nicht gewollt, nicht geschafft«, sie zu schwängern. In unserem Gespräch bin ich erstaunt über ihre Unkenntnis bezüglich ihres weiblichen Körpers. Sie gesteht mir verschämt ein, noch bis vor Kurzem geglaubt zu haben, die Menstruation sei der Eisprung.

Ich gebe ihr meine CD über den Mutter-Embryo-Dialog mit nach Hause, und sie hört diesen gleich mehrfach an. Sie, die sich bisher in ihrem rastlosen Leben voller Leistung keine Ruhe gegönnt hat, nimmt sich zum ersten Mal Zeit für sich selbst und den Dialog. Sie zündet Kerzen und den Kamin an und »feiert diesen geschützten Moment«, der ihr eine Mischung aus Entspannung, Ruhe und Wärme, kurz: inneren Frieden, schenkt, am Morgen oder am Abend. Sie freut sich auf diesen Moment der »Zweisamkeit«, jemanden zu begrüßen – ein Moment der Vorbereitung. Nur in solchen Augenblicken könne sie einen weiblichen Bezug zu sich aufnehmen. Während des Mutter-Embryo-Dialogs denkt sie an ihr eigenes Kinderfoto, ein fünfjähriges süßes, kleines Mädchen mit wilden, lockigen Haaren und stellt sich ihr Kind ebenso vor: »Irgendetwas ist passiert, dass etwas anderes geschehen ist«, sagt sie. Sie nimmt ab jetzt keinen Kontakt mehr mit dem Kinderwunschzentrum auf, weil sie nicht mehr um jeden Preis ein Kind erzwingen wolle. Kurz nach unserem Gespräch wird sie nach 13 Jahren des Wartens schwanger.

Beim zweiten Treffen sechs Wochen später erzählt sie mir von ihrer Schwangerschaft. Daraufhin machen wir gemeinsam den Mutter-Embryo-Dialog, bei welchem ich die Patientin immer laut sprechen lasse. Nach der anfänglichen Begrüßung der Gebärmutter sagt Elisa zu ihr:

> »Ich würde mich freuen, wenn Du meinen Embryo beschützt und weiter entwickeln lässt. Ich versuche, Dich so oft wie möglich zu besuchen und Dir positive Energie zu bringen, damit Du alles an den Embryo weitergeben kannst. Das ist eine

gute Grundlage, dass das Baby bleibt. In der Vergangenheit hatte ich keine Beziehung zu Dir. Die Periode habe ich jeden Monat über mich ergehen lassen. In den letzten Monaten, wo ich dringend versucht habe, schwanger zu werden, war ich enttäuscht über Dich, weil es nicht zur Befruchtung gekommen ist, und ich meinen Wunsch nicht erfüllen konnte. Während der Abtreibung – stelle ich mir vor – passierten schlimme Dinge in Dir und an Dir. Aber ich habe durch den fehlenden Bezug zu Dir das immer ausblenden wollen. Es kam zu einer Verletzung und Entsorgung. Daher kann ich mir vorstellen, dass auch in Dir eine Narbe entstanden ist, was mir früher nicht bewusst war. Ich habe mir nie Zeit genommen, darüber nachzudenken, was ich Dir angetan haben konnte durch die Abtreibung. Damals war ich nicht bereit und nicht so weit wie jetzt. Somit kann ich mich nur für diesen nicht reparablen Eingriff entschuldigen. Wir hoffen, dass Du es mir verzeihst und dieses Mal für mich und den Embryo sorgen wirst und wir eine neue Beziehung haben werden.«

Dann begrüßt sie das Baby in ihrer Gebärmutter, verspricht ihm, sich nicht mehr wie bisher über alle Dinge so heftig aufzuregen und ihre Emotionen zu zügeln:

»Wenn ich jeden Tag an Dich denke und mir ein Ritual aufbaue, wird diese Priorität automatisch kommen. Mein Wunsch geht in Erfüllung, alles andere ist jetzt weniger wichtig. Ich möchte auch diese Zeit im Bauch mit Dir genießen und mich nicht zu viel von den Ängsten steuern lasse. Ich freue mich auf die Veränderungen, die gerade passieren, auf die nächste Untersuchung, wo ich Dich sehen kann, auf den Mutterpass. Gerade sehe ich Deine Bewegungen in mir und freue mich, wenn ich sie spüren kann. ... Dein Papa ist ziemlich stolz auf Dich. Wir wollen eine kleine Familie gründen. Ich werde jeden Tag für Dich da sein.«

Nach diesem Dialog fühlt Elisa sich entspannt. Das Sprechen mit der Gebärmutter sei ihr nicht leicht gefallen. Sie sagt:

»Aber es ist gut, mit der Gebärmutter zu sprechen, was früher passiert ist. Es hat sich abschließend, verarbeitend angefühlt. Drinnen war es angenehm, ich konnte mich gut einfühlen und herumwandern, auch mit dem Baby war es spannend. Im Bauchbereich ging wellenweise Energie durch, ein angenehmes, leichtes Kribbeln.«

Der Mutter-Embryo-Dialog auf der CD, der auch mit Entspannungsübungen und Musik gestaltet ist, ist für Elisa sehr wirksam, er hat all ihre Sinne angesprochen, sie kann hören, sich durch »Zweisamkeit«, wie sie es nennt, geborgen fühlen und ruhig werden. Beim gemeinsamen Dialog mit mir hat sie sich sogar ein Stück weit von dem früheren Trauma ihrer Abtreibung lösen können.

Leider gibt es für Elisa ein dramatisches Ende. Eine Woche später ruft sie mich verzweifelt an. Am gleichen Tag, an dem sie eine Fehlgeburt hat – vermutlich wegen eines embryonalen Gendefekts –, stirbt ihr Psychoanalytiker ohne Vorzeichen an einem Herzinfarkt. Sie muss zwei schwere Verluste gleichzeitig hinnehmen, erhält jedoch die Zusage, dass andere Kollegen sich um sie kümmern werden. Die Erfahrung, ihre Weiblichkeit besser wahrzunehmen und zu genießen, habe sie aber als Lebensthema mitgenommen. Beim Sex habe sie mehr gefühlt und gespürt, dass sie durch die bisherige Blockade den Frust über alltägliche Dinge in Form von Unzufriedenheit mit ihrem Partner ausgelebt habe.

Bei einem zufälligen Telefonat über ein Jahr später erfahre ich, dass sie kurze Zeit nach der Fehlgeburt erneut schwanger und zum errechneten Termin Mutter eines gesunden Jungen geworden ist. Sie habe oft den Mutter-Embryo-Dialog gehört und sei zu Hause trotz Arbeitslosigkeit sehr glücklich mit ihrer kleinen Familie.

Emine – M-E-D bei Eizellspende

Emine, eine Patientin mit einer Eizellspende, konnte einen konstruktiven Gebrauch vom Mutter-Embryo-Dialog machen. Vor vier Jahren wurde sie, eine 26-jährige hübsche Türkin, vom Kinderwunschzentrum zu mir geschickt, weil sie bereits mit 24 Jahren in die vorzeitige Menopause, ein Klimakterium praecox, geraten ist. Unter ihrer Kinderlosigkeit leide sie so sehr, dass sie für ein Kind alles auf sich nehmen würde. Auch hat sie einen stark erhöhten Prolaktinwert. Prolaktin, das Still- und Stresshormon aus dem Hypophysenvorderlappen, das die Produktion von Muttermilch bei Frauen während der Stillzeit auslöst, verhindert den Eisprung und schützt somit vor einer erneuten Schwangerschaft. Eine vermehrte Prolaktinbildung, die gerade eine Schwangerschaft verhindert, habe ich bei traumatisierten Frauen mit Kinderwunsch bereits 1982 als eine körperliche Stressreaktion auf einen unlösbaren Konflikt beschrieben. Bei diesen Frauen, die kaum mit ihrem eigenen Leben zurechtkamen, bedeutete der Wunsch nach einem Kind die Flucht nach vorn, um einen Zustand von Erlösung durch eine neue, idealisierte, heile und heilende Beziehung zu erreichen. Deswegen lag für mich die Vermutung nahe, dass Emine ein Trauma erlitten hatte.

Im Erstinterview erfahre ich vier wichtige Dinge von ihr: 1. Sie kann nicht abschalten, fühlt sich unter Dauerstress, muss Tag und Nacht denken, ist nachts immer wach und muss alles kontrollieren. 2. Sie fühlt sich selbst verantwortlich für ihre Kinderlosigkeit, weil sie wegen seltener Monatsblutungen und Schmerzen bei der Periode die Pille zu lange genommen habe. 3. Ihre türkische Verwandtschaft und Bekanntschaft fordern drei Jahre nach ihrer Eheschließung nachdrücklich ein Kind von ihr. 4. Sie habe drei Brüder, Zwillinge (anderthalb Jahre) und ein Bruder (17 Jahre). Schon als kleines Mädchen habe sie auf ihre Brüder aufpassen müssen, weil die Mutter gearbeitet habe. In der zweiten Stunde erzählt sie mir bereits von dem Missbrauch durch ihren Onkels, Bruder der Mutter, im Alter von zehn Jahren: In den Ferien in seinem türkischen Elternhaus lag er jeden Morgen beim Aufwachen mit der Hand in ihrer Unterhose in ihrem Bett, während sie gelähmt war vor Schock. Außer einer Tante wisse das niemand. Als Jugendliche schloss sie sich meist in ihrem Zimmer ein und las. Sie hatte ausgeprägte Atemprobleme.

Während der dreieinhalbjährigen Therapie erfahre ich nach und nach weitere Auffälligkeiten. Seit ihrer Hochzeit habe sie, die als Jungfrau in die Ehe ging und bis zu Therapiebeginn noch keinen Orgasmus erlebt hat, Angst vor ihrem Mann. Jeden Abend müsse sie zwanghaft ihre Handtasche, die Haustür und elektrische Geräte kontrollieren. Als kleines Kind habe sie nicht allein schlafen können, weil sie immer Angst gehabt habe, dass jemand komme und etwas mit ihr mache. Sie habe sich im Kleiderschrank ihres Zimmers versteckt. Als Kind habe die Mutter sie morgens beim Wecken nicht im Bett, sondern oben auf der Kühltruhe schlafend vorgefunden. Im Bett habe sie sich nie zur Wand gedreht, sondern zusammengekrümmt ständig die Tür im Blick gehabt. Trotz starker Muskelverspannungen schlafe sie bis heute so. Oft sei sie auch zu ihren kleinen Brüdern ins Bett gekrochen. So lange sie denken könne, leide sie unter schlimmen Alpträumen von Verfolgtwerden und Sich-nicht-retten-Können. Morgens erwache sie erschöpft: »Der dunkle Schatten will mich umbringen!« Auch vor ihrer Mutter habe sie lange Zeit Angst gehabt, weil sie dachte, diese wisse um den Missbrauch des Onkels und stecke mit ihm unter einer Decke oder wolle sie umbringen. Dafür hänge sie sehr an ihrem Vater. Kurz nach Therapiebeginn träumt sie, ihr Mann habe Geschlechtsverkehr mit ihrer Mutter gehabt, während sie mit ihrem Großvater mütterlicherseits traurig vor der Tür wartet. Emine stößt schließlich die Tür auf, sieht die beiden nackt im Bett, schreit die Mutter an, die sich aber nicht stören lässt. So wartet sie hilflos mit dem Opa weiter vor der Tür.

Wegen dieser weiteren Anzeichen für ein zeitlich früheres Missbrauchserlebnis recherchiert sie bei ihren Eltern und erfährt, dass ihr Onkel einige Monate in Emines Kinderzimmer geschlafen hat, als sie etwa anderthalb Jahre alt war, sie seinen missbräuchlichen Berührungen wohl schon damals ausgesetzt war, und sie wohl vor seinen Berührungen aus ihrem Bett auf die Kühltruhe geflüchtet ist. Jahrelang hat sie befürchtet, durch den Missbrauch des Onkels mit zehn Jahren schwanger geworden zu sein. Oft prüfte sie im Spiegel, ob ihr Bauch dicker wird, weswegen sie wenig aß und untergewichtig war. In der Pubertät kleidete sie sich wie ein Junge, um den Blicken des Onkels zu entgehen. Sie schlug auf ihre Brüste ein, um deren Wachstum zu stoppen.

Wie die Kontrolle der Hormonwerte sechs Monate nach Therapiebeginn zeigt, ist der Prolaktinwert gesunken, sodass er nun im Normbereich liegt. Ferner erhöhte sich das FSH (follikelstimulierendes Hormon), was auf eine leichte Besserung der Eizellreserve hindeutet. Ab und zu kommt es wieder zu einer Monatsblutung oder einem Eisprung. Eine Schwangerschaft mit eigenen Eizellen lässt sich aber während der Psychotherapie aus unterschiedlichen Gründen nicht realisieren. Doch Emine muss jetzt im Kinderwunschzentrum nicht mehr in Tränen ausbrechen. Eine türkische Frau kann im Kaffeesatz ein Baby für sie erkennen. Der Druck, ein Kind zu bekommen, wird immer größer, zumal alle ihre Freundinnen und zwei Verwandte zu dieser Zeit schwanger werden.

Ein halbes Jahr nach Therapiebeginn hat sie auf einer entspannten Reise allein mit ihrem Mann zum ersten Mal einen Orgasmus. Beide sind überrascht und zutiefst glücklich darüber. Die Fähigkeit zum Orgasmus wird ab jetzt ihr fester Besitz. Ihr zwanghaftes Duschen und Schlafen nach dem Sex hat ein Ende. Erlebte sie es früher als Arbeit, mit ihrem Mann zu schlafen, so ist es jetzt eine Freude. Doch die Ambivalenz einem Kind gegenüber ist noch nicht ganz überwunden. Sie entwickelt eine Hashimoto-Struma, eine Autoimmunerkrankung der Schilddrüse, die mit Thyroxin behandelt wird. Langsam kann sie drei Gründe für ihren Kinderwunsch benennen: die große Kinderliebe ihres Ehemannes, den Druck ihrer Familie und ihre eigene Kinderliebe. Sie denkt erstmalig über eine Eizellspende nach. Aber noch gibt sie die Hoffnung auf ein genetisch eigenes Kind nicht auf. Dafür wünscht sie sich, den Mutter-Embryo-Dialog mit mir in der Stunde und zu Hause mit meiner CD zu erlernen. Sie sagt über sich selbst: »Der Stress hat den Unterleib abgeschaltet, unter Druck gesetzt. Ich habe selbst gewollt, dass da nichts funktioniert und gesagt: Du darfst nie ein Kind kriegen!«

Beim ersten Dialog erlebt sie eine Katharsis in der Beziehung zu ihren inneren Geschlechtsorganen. Sie sagt:

> »Liebe Gebärmutter, wir haben die Schmerzen bei der Periode zusammen durchgemacht. Ich hab dich gehasst, mir gewünscht, dass ich ein Mann wäre, dann wäre

> mir das alles nicht passiert. Nicht nur dich habe ich gehasst, sondern alles, was mit Weiblichkeit zusammenhängt. Ich habe mit dir nicht viel anfangen können, deswegen habe ich dich auch mit schlechten Sachen versorgt, mit dem ganzen Stress, den ich in mich hineingefressen habe. Ich wusste nicht, wohin damit. Das tut mir leid. Ich hoffe, du verzeihst mir auch. Aber ich habe immer daran geglaubt, dass es zwischen uns beiden wieder klappt. Ich habe immer gebetet, dass du zu mir hältst. Aber das hat sich ja auch bestätigt. Ich werde dafür sorgen, dich zu schützen, dass dir nie wieder etwas passiert. Ich weiß auch, dass du für mich da bist, mich unterstützt und mir hilfst. Zusammen sind wir stark, wir schaffen das auf jeden Fall. Ich glaube fest daran. Es tut mir leid, dass du so viel leiden musstest.«

Ich sage: »Die Gebärmutter weiß bestimmt, dass auch Sie so viel leiden mussten.« Emine: »Das glaube ich auch. Es tut mir auch leid, dass ich dich missachtet habe. Ich wusste nicht, wie wichtig du eigentlich bist. Ich hoffe, du verzeihst mir!« Hier fängt Emine heftig an zu weinen:

> »Dafür bin ich dir dankbar, dass du stark geblieben bist. Ich habe dich im Ultraschall gesehen, wie gut du bist. Ich habe mir dich richtig glänzend vorgestellt, mit einer rosa Hand, so vorsichtig, dass man dich nicht verletzt. Das habe ich im Ultraschall gesehen, obwohl es nur schwarz-weiß war.«

Ich frage nach den Eierstöcken. Emine spricht mit ihnen:

> »Hallo, liebe Eierstöcke! Ihr habt sicher gehört, was ich zur Gebärmutter gesagt habe, dass ich euch auch nicht haben wollte, dass ich mich für euer Dasein geschämt habe. Ihr habt auch viel darunter gelitten. Ihr habt aufgehört zu arbeiten, weil das wahrscheinlich alles zu viel für euch war. Für mich war auch alles zu schwierig. Aber wie ihr seht, es wird immer einfacher für euch und für mich. Ich hoffe, dass ihr mir helft und ich euch. Ich will euch schützen vor allem Schlechten, was euch passiert, dafür sorgen, dass es euch gut geht, und ich bin stolz auf euch und dankbar, dass ihr mich nicht allein lasst.«

Wieder weint Emine heftig und lange:

> »Es tut mir auch leid, dass ich so lange gewartet habe mit meinem Besuch. Aber dafür werde ich euch jetzt regelmäßig besuchen, ich verspreche es. Ihr arbeitet schon wieder. Und deswegen bin ich stolz auf euch, weil ich den Glauben an euch nie verloren habe. Ich bin dankbar und hoffe, dass ihr mir verzeiht und bitte euch noch-

mals um Entschuldigung für alles, was passiert ist. Das nächste Mal werde ich euch nur positive Sachen sagen, damit ich euch nicht traurig hinterlasse.«

Nach dem Dialog fühlt sie sich wohl, weil jetzt die Gebärmutter und die Eierstöcke Bescheid wissen, warum es bisher nicht so geklappt hat, und warum sie sie beide gehasst hat. Es tat ihr gut, dass ich sie dabei begleitet habe. Zum jetzigen Zeitpunkt ist erstaunlicherweise ein Follikel gewachsen.

Beim zweiten Mutter-Embryo-Dialog in der Praxis entschuldigt sie sich bei den Eierstöcken, dass sie so viele Medikamente bekommen. Zu der Gebärmutter sagt Emine:

> »Wenn ein Follikel gereift ist, nimm ihn gut auf, weil er zu dir gehört, das weißt du ja schon. Auch wenn es nicht klappt, bin ich nicht sauer auf dich. Jedenfalls möchte ich nicht an Schlechtes denken, sondern an Gutes. Ich glaube daran, ich freue mich sehr, dass es immerhin so weit gekommen ist. Ich habe vor der Therapie so schlecht geschlafen, dass ich meine Füße angezogen und gegen Dich gedrückt habe. Jetzt schlafe ich freier, viel offener.«

Emine weint wieder heftig.

> »Mein Kind, ich wünsche mir so sehr, dass du da bist. Danke euch Eierstöcken für den einen großen Follikel, den ihr mir gegeben habt. Plötzlich habe ich das Gefühl, dass ein Traum wahr werden kann. Dieser Gedanke bringt mich zum Heulen, zu Freudentränen. Zum zweiten Mal sind nach dem Mutter-Embryo-Dialog meine Magenschmerzen weg.«

Im Sommer 2013 konkretisiert sich die Idee einer Eizellspende, nachdem ihre Chancen auf ein genetisch eigenes Kind endgültig versiegt sind. Sie spricht mit dem Gynäkologen. Danach beginnt sie endlich wieder durchzuschlafen. Im Herbst fährt sie mit ihrem Mann nach Prag, um sich zu erkundigen und sich eine Eizellspenderin auszusuchen.

Jetzt beginnt in der Therapie ein innerer Kampf um ein eigenes Kind. Muss sie kinderlos bleiben? Ist die fremde Eizelle eine Notlösung, ein Kind daraus dann ein Kind zweiter Klasse? Wird das Kind darunter leiden? Kann sie es so lieben und akzeptieren? Sie hat den Wunsch nach einem Kind, kann aber das Eizellspende-Kind diesen Wunsch erfüllen? Immer wieder denkt sie daran, dass das Kind ihr nicht ähnlich sehen würde, und dass auch sie selbst als Frau, die keine eigenen Kinder kriegen kann, zweite Wahl ist. Sie hat Angst, diese Gedanken an das Kind weiterzugeben – dass es genetisch fremd, also zweite Wahl ist – und als Folge ein leidendes Kind zu haben. Ich frage, warum sie denn ein solches Zweite-Klasse-Kind auf die Welt zwingen will und dabei die Rolle des Anklägers und nicht des Verteidigers dieses Kindes übernimmt. Jetzt lässt sie endlich ihre große Traurigkeit zu, und sie muss in mehreren der folgenden Stunden heftig weinen: »Es tut höllisch weh, kein Kind von sich selbst zu bekommen.« Sie ist jetzt 28 und traurig, den Weg zu einem Kind über eine Eizellspende machen zu müssen. Alle fragen sie ständig nach einem Kind.

Im Mutter-Embryo-Dialog fünf Wochen vor der Eizellspende sagt Emine: »Angst sitzt auf meiner Brust wie ein dunkler Stein.« Dann spricht sie mit ihrem zukünftigen Kind:

> »Mein Baby, ich möchte dir sagen, dass ich sehr dankbar bin, dass du kommst, ja da bist, dass du mir das Gefühl gegeben hast, das ich so lange vermisst habe. Du bist ja schon da. Ich danke dir dafür, dass ich Mutter werden kann, was ich so lange vermisst habe. Ich verspreche dir, dass ich immer für dich da sein werde, egal was passiert. Du kannst immer zu mir kommen.«

Wieder weint Emine heftig und verabschiedet sich liebevoll von ihrem »Baby«. Im Mutter-Embryo-Dialog drei Wochen vor der Eizellspende:

> »Wie du weißt, liebe Gebärmutter, bereite ich mich vor auf meinen großen Traum, die Eizellspende. Ganz am Anfang kam es gar nicht infrage, weil ich noch ein bisschen Hoffnung hatte, dass ich noch Eizellen produzieren werde. Aber dann ist mir klar geworden, dass meine Eierstöcke ihre Arbeit eingestellt haben, dass sie nicht mehr wollen. Und dann habe ich mich mit diesem Thema intensiver befasst. Ich will die Eizellspende wirklich, und zwar für mich und nicht für die anderen. Am Anfang war ich mir da nicht sicher, ob ich das mache, damit andere zufrieden sind. Aber jetzt weiß ich, dass ich das möchte, und dass das an erster Stelle kommt. Es ist zwar nicht meine Eizelle, aber ich werde das Baby in mir tragen, und es wird mein Kind. Und jetzt weiß ich, dass ich es unbedingt haben möchte. Am Anfang hatte ich auch große Ängste, jetzt habe ich eine Freude und große Aufregung. Ich hoffe, dass Du mir dabei hilfst, dass du den Embryo annimmst und auch schön behütest. Dass du ihn auch wärmst und er durch deine Hilfe bei mir bleiben kann. Ich hab auch schon mal mit dem Rauchen aufgehört. Ich achte auch auf meine Ernährung und stelle mir oft vor, wie es ist, wenn ich dann schwanger bin und bereite mich psychisch darauf vor. Ich rede mit meinem Baby. Ja, das ist komisch: Ich plane schon viel voraus, was ich alles so machen werde, und wie ich die Zeit mit meinem Baby verbringen werde.

> Ich nenne es jetzt schon ›mein Sonnenschein‹, weil es mein Sonnenschein wird, weil die grauen Wolken dann verschwunden wären, sobald ich schwanger bin. Mein Mann ist ganz mit mir, er wird sicherlich auch ein Super-Vater, weil er sich das so sehr wünscht. Ich gebe dem Embryo das Gefühl, dass er nicht alleine ist.«

Ich frage nach, ob sie ihrem Sonnenschein über seine Herkunft erzählen kann. Sie zögert ein wenig, doch dann sagt sie:

> »Hallo, mein Sonnenschein, ich weiß nicht, wie ich es sagen soll, aber du hast die Gene von deinem Vater und von einer Eizellspende aus Prag, wohin ich mit deinem Vater gefahren bin. Die Spenderin ist noch sehr jung, gerade mal 22. Und durch ihre Eizelle und das Sperma von meinem Mann bist du bei mir. Du hast zwar nicht die Gene von mir, aber du bist mein Kind. Du wächst in mir auf, in meiner Gebärmutter, und wächst und gedeihst in mir. Leider konnte ich keine eigene Eizelle haben, meine Eierstöcke haben die Produktion komplett eingestellt, sodass ich die fremde Eizelle angenommen habe – nicht annehmen *musste*, angenommen *habe*, weil ich es wollte. Ja, und somit bist du entstanden. Dein Papa und ich, wir haben lange gekämpft. Ich habe viel gelitten, viel geweint, weil ich eigentlich immer davon ausgegangen bin, es ist selbstverständlich, dass ich noch schwanger werden kann. Ja, eine traurige Geschichte die ich habe. Ich hoffe aber sehr, sehr, dass du dich in meiner Gebärmutter, in mir, sehr wohl fühlst, auch wenn du von draußen zugeführt wurdest. Wir werden das ein bisschen erzwingen, aber ich hoffe, es gefällt dir da drin. Aber da ich schon so rede, kommt es mir vor, als ob ich schon schwanger bin. Und der Papa streichelt auch schon den Bauch, und der spricht auch schon so: ›Wann kommst du denn bald rein?‹ Und: ›Du wirst dich da wohl fühlen.‹ Wenn ich rede, ist es wirklich schon so, als wenn es da ist. Ich denke an das und stelle mir das vor.«

Ich frage nach, ob sie noch etwas auf dem Herzen hat, was sie ihrem Kind oder ihrer Gebärmutter sagen möchte.

> »Ich will, ich hoffe, du bist nicht traurig, dass du eine Eizellspende bist, ich hoffe es so sehr. Ich weiß nicht, was das für ein Gefühl ist, wenn du erfährst, dass du eine Eizellspende bist. Aber ich hoffe, dass du damit leben kannst. Und ich verspreche, ich werde dich nicht so behandeln wie eine Eizellspende, sondern du gehörst mir und deinem Vater.«

Ich frage sie: »Kann ein Kind den Eltern gehören?« Emine antwortet:

> »Das ist unser Kind. Ja, es gehört sich auch selbst. Wenn ich zu meinem Kind sage, dass sie eine Eizellspende ist, man kann es ja nicht vergleichen mit einer Adoption, aber ich weiß nicht, was für ein Gefühl das dann ist, wenn sie das erfährt. Ich will nicht, dass sie einen Abstand zu uns hält.«

Nach dem Dialog ist sie froh, dass sie das ausgesprochen hat.

Bei der Eizellspende in Prag wird im November 2013 ein Embryo übertragen. Auf dem Hinweg hört Emine die CD mit dem Mutter-Embryo-Dialog. Ihr Mann hat mitgehört, eine Hand auf ihren Bauch gelegt und mit dem Embryo geredet. Beide haben gebetet.

Als sie von ihrer Schwangerschaft erfährt, kann sie vor Freude nicht einschlafen, ist sehr glücklich. Beim Zwiegespräch nach der Kenntnis ihrer Schwangerschaft freut sie sich »ebenso wie meine Gebärmutter, die sich darüber freut, dass sie mir etwas Gutes tun konnte, mir helfen konnte und mich unterstützt hat.« Dann spricht sie zu ihrem Embryo:

> »Ich freue mich so sehr, dass du bei mir geblieben bist, dass du mich angenommen hast. Und für mich bist du ein Kämpfer, das ist für mich etwas ganz Großes. Ich freue mich, dich in meiner Gebärmutter willkommen zu heißen. Und das ist ein tolles Gefühl, zu wissen, dass du auch da drin bleiben wolltest und dass du dich entschieden hast, mein Kind zu werden, unser Baby zu werden. Und ich bin dir auch sehr dankbar, dass du da bleibst, da bist, und ich hoffe, dass du auch weiterhin da drin bleibst, wo es so schön ist. Und ich verspreche dir, ich versuche, alles dafür zu tun, dass es dir weiterhin gut geht. Es war eine lange Zeit, die ich warten musste, bis ich weiß, dass du drin bist. Aber du hast dich vor dem Test schon bemerkbar gemacht. Ich kann nicht sagen, wie viele Tests ich früher schon gemacht habe. … Und ich hoffe, dass die Zeit jetzt schnell vorbei ist, dass du größer werden kannst, und wir dich irgendwann dann in den Armen halten können.«

Auf meine Frage, ob sie ihrem Baby noch etwas sagen möchte, antwortet sie:

> »Mit der Spende? Das haben wir schon gemacht. Ja, du weißt ja, du bist eine Eizellspende, das heißt, du hast die Gene von einer Spenderin, leider nicht von mir. Das hat nicht geklappt, weil meine Eierstöcke die Produktion eingestellt haben. Und wir haben uns für eine Spende entschieden, so bist du entstanden. Und ich hoffe, dass das für dich auch in Ordnung ist. Und dass du uns akzeptierst und annimmst und du es hoffentlich später mal verzeihen wirst, wenn wir dir das dann sagen. Das ist dann unser kleines Geheimnis. Ich freue mich auf dich so sehr. Am Anfang kam

> das gar nicht infrage. Ich habe immer gesagt, dass ich keine Eizellspende will. Aber jetzt bereue ich, dass ich so gedacht habe. Das ist für mich egal, das ist für mich gleich, ob es eine Spende ist oder ob es meins ist. Du gehörst mir, und dass du das willst, hast du mir auch damit bewiesen. Ja, ich freue mich.«

In der elften Schwangerschaftswoche zeigt sie mir das Ultraschallbild ihres Embryos: »Mir kommen jedes Mal die Tränen. Es geht uns so gut.« Ihr Mann ist ganz verrückt, isst die Hälfte ihrer Schokolade und verschickt überall die Ultraschallbilder. Als sie erfährt, dass ihr Kind ein Mädchen ist, war sie so glücklich: »Als Kind hatte ich nur Jungen um mich, jetzt bin ich nicht mehr allein.« Sofort hat sie stundenlang mit ihrer Tochter gesprochen und ihr gesagt, dass sie stets für sie da ist und mit ihr über alles reden könne. Sie wird sie behüten wie ihren Augapfel, anders als ihre Eltern es mit ihr gemacht haben. Sie fühlt sich total zufrieden in einer neuen Wohnung, weg von den Verwandten, ihre ganzen Wünsche seien in Erfüllung gegangen mit diesem Kind. Sie genießt das Leben, Grübeln und Alpträume seien verschwunden. Sie genießt die Schwangerschaft trotz einiger körperlicher Beschwerden. Wenn ihr Baby sie heftig tritt, streichelt sie über ihren Bauch und es schläft wieder ruhig ein. Die Angewohnheit, täglich intensiv mit ihrem Kind zu sprechen, hält sie bis zur Geburt durch.

Die Geburt im Sommer 2014 war lang, das Kind wurde schließlich mit einer Saugglocke geholt. Von Anfang an gelang das Stillen gut. Ihre Tochter sei friedlich und Emine ist total verliebt in sie. Ihr Leben ist voll und schön. Sie weiß jetzt, dass sie das Kind bekommen hat, weil sie selbst es wollte. Täglich bedankt sie sich bei Gott.

Ich habe die Familie wegen der frühen Traumatisierungen des Kindes aufgrund der Eizellspende, der ICSI und der Geburt mithilfe einer Saugglocke zu dem Psychologen und Kindertherapeuten J. Lichtenberg überwiesen, der die Craniosacraltherapie um den prä- und perinatalen Ansatz erweitert hat. Er beschreibt die Familie für diese Vorgeschichte als vergleichsweise ausgewogen und offen für diese Arbeit. Bei der Vorbehandlung der Mutter kam es zu einem entlastenden Weinen.

Emine kam, vom Kinderwunschzentrum geschickt, wegen einer vorzeitigen Menopause im Alter von 24 Jahren zu mir. Die Patientin erlitt im Alter von anderthalb Jahren und erneut mit zehn Jahren Missbrauchserlebnisse durch ihren Onkel mütterlicherseits. Diese Traumatisierungen haben ihr gesamtes Leben zutiefst erschüttert und sie in einem chronischen Stresszustand, auf einem hohen Angstniveau und in der Ablehnung ihrer Weiblichkeit gehalten. Außerdem musste sie bereits als Kleinkind für die anderthalb Jahre nach ihr geborenen Zwillingsbrüder mütterliche Funktionen übernehmen. Wegen der Emotionsarmut der Mutter und ihrer mangelnden Schutzfunktion verschob Emine die Täterschaft der missbräuchlichen Angriffe des Onkels auf ihre Mutter und fürchtete, diese wolle sie umbringen. Während ihrer Adoleszenz hatte sie große Ängste, von ihrem Onkel geschwängert worden zu sein. Immer schwebte ein Motto über ihrem Leben: »Du darfst nie ein Kind kriegen!« Meine aus Emines Biografie abgeleitete Hypothese ihrer psychischen und somatischen Symptome des Klimakterium praecox lautet: Ihr chronischer Stress- und Erregungszustand sowie ihre ambivalent besetzte weibliche Identität sind ein Nachhall ihres frühen sexuellen Missbrauchs, der zu einer vorzeitigen Erschöpfung der Eizellreserven geführt hat. Dafür spricht auch die leichte Rückkehr der ovariellen Funktion während der Therapie. Ich habe bei einigen Patienten bereits erlebt, wie die Eizellproduktion rasant zunahm, nachdem eine zwiespältige und angstvolle Besetzung der Gebärfähigkeit aufgehoben werden konnte (siehe auch den oben beschriebenen Fall von Christine). Der negative Einfluss von Stress und Erschöpfung auf die Spermien, der auch reversibel sein kann, ist ja bekannt. Durch die Psychotherapie und die Vorbereitung auf ein Kind mithilfe einer Eizellspende konnte Emine von Anfang an eine liebevolle Bindung zu ihrer Tochter aufbauen und ihr – unter gedanklicher Einbeziehung der genetischen Mutter – eine eigene Identität sicherstellen.

Eine Eizellspende muss eben nicht automatisch – wie Maio dies im Sinne einer Logik der Entpersonalisierung behauptet (Maio, 2013, S. 78) in einer »für selbstverständlich erklärten Beziehungslosigkeit« (ebd., S. 24) vonstattengehen. Außerdem unterstellt Maio den Kindern, die durch eine Eizellspende entstehen, wegen der Logik der Modularisierung, also der Aufspaltung der Fortpflanzung in einzelne Module, per se eine Störung der Identität aufgrund der Abstammung von zwei Müttern. Natürlich werden diese Kinder von den Erbfaktoren der genetischen und den Epigenen der biologischen Mutter geprägt. Es geht nicht darum, diese Möglichkeit abzuschaffen, sondern dem Kind von Anfang an zu helfen, eine Konfusion bezüglich seiner Identität durch eine klare Benennung und Abgrenzung zu vermeiden. Dies können wir erreichen, indem wir das Kind bereits im Mutterleib informieren, beide mütterlichen Anteile klar benennen und eindeutige Grenzen zwischen beiden ziehen sowie das Kind später, wenn es reif genug dafür ist, aufklären und unterstützen. Ich habe mehrere Frauen mit Eizellspende begleitet – aber immer unter der Voraussetzung, dass ihre Kinder über diese Zeugungsart aufgeklärt werden, denn eine basale Verwirrung kann zu einer gefährlichen Störung der Identität führen.

Tamara – M-E-D zur Aufrechterhaltung einer Schwangerschaft

Als Notfall wurde die einfach strukturierte russische Patientin Tamara vom Kinderwunschzentrum zu mir geschickt. Sie war mehrmals auf natürliche Weise schwanger geworden und hatte bereits neun Fehlgeburten in der 19. Schwangerschaftswoche erlitten. Jetzt – zum zehnten Mal in der 17. Schwangerschaftswoche schwanger – hatte sie wiederum Frühgeburtsbestrebungen mit bereits leicht geöffnetem Muttermund. Sie fühle sich depressiv, antriebslos, hoffnungslos, als Frau wertlos, sie könne nur noch weinen und sich nicht mehr beruhigen.

Als junges Mädchen hatte sie in Russland ein Praktikum in einem Kreissaal machen müssen, das sie aber wegen des »ekelhaften Leidens« der entbindenden Frauen und groben, gleichgültigen Ärzten und Hebammen vorzeitig abbrach. Deshalb nahm ich zuerst an, dass sie ihre Föten aus Angst und Ekel vor der Geburt rechtzeitig ausstoßen wolle. Ich wurde aber eines Besseren belehrt. Ich begann mit ihr zu sprechen und bot ihr einen ersten Mutter-Embryo-Dialog an. Nur widerwillig folgte sie mir zur Couch. Bald wollte sie wieder aufstehen und gehen, weil sie ihre Gebärmutter gedanklich nicht finden konnte, sich nicht konzentrieren wollte und trotzig die Mitarbeit verweigerte. Ich ließ mich nicht davon abhalten, ihre ausstoßungsbereite Gebärmutter und das darin befindliche Kind anzusprechen. Auf meine Frage, was sie wohl mit ihrem Baby später tun möchte, hatte sie zunächst nur eine Antwort: »Erziehen!« Doch am nächsten Tag kam sie wieder. In den darauffolgenden Stunden wurde sie während des von mir begleiteten Gesprächs mit ihrem Baby zunehmend lockerer und schaute leidenschaftlich und mit glücklich verklärten Augen zur Couch, auf welcher der Dialog stattfand. Dort begann sie mit ihrem Kind zu sprechen und ihm zu erzählen, was sie später alles mit ihm gemeinsam vorhabe. Erstmals tauchte in einer von Tamaras zehn Schwangerschaften ein zaghaftes Lustgefühl auf, das ich erstaunt und freudig wahrnahm. Als erstes war die Freude geboren. Die Frühgeburtsbestrebungen gingen zurück. Nach fünf Dialogen konnte sie sich verabschieden. Tamara gab mir folgende Erklärung: »Früher habe ich es mir immer als einen Fleischklumpen vorgestellt. Jetzt weiß ich, dass es ein kleiner Mensch ist mit eigenem Ich«. Ihr Sohn Dimitri wurde zur rechten Zeit spontan geboren.

Aufgrund der Bezeichnung »Fleischklumpen« für ihr zehntes, in ihrem Leib bedrohtes Kind ist anzunehmen, dass sie selbst für ihre Mutter ein wertloser und subjektloser Fleischklumpen gewesen ist. Erstmalig erfährt sie in der Psychotherapie, dass sie ein von anderen wahrgenommenes und anerkanntes Individuum ist, mit dem es sich lohnt zu sprechen – genauso wie ihr Baby in ihrem Bauch für sie selbst. Das eingekapselte, frühe traumatische und in ihren eigenen zehn Schwangerschaften rekapitulierte Erleben, ein wertloses Objekt, ein biologisches Abfallprodukt zu sein, öffnet sie mithilfe der Aufmerksamkeit und Achtung für sowie des Sprechens mit ihrem Körper sowie dem darin befindlichen Kind. Durch meine mütterliche Präsenz ihr und ihrem Baby gegenüber wagt sie eine intuitive Veränderung. Sie erlebt gleichsam die Geburt ihrer Person und auch die ihres ungeborenen Kindes als Person. Wir sehen: Ein Kind zu haben ist für Tamara wie für viele andere Frauen eine Möglichkeit, sich und dem Kind Existenz zu verleihen, sodass beide Menschen werden können. In letzter Konsequenz brauchte Tamara nur die Erlaubnis zu leben, damit auch ihr zehntes Kind endlich leben darf.

Emma – M-E-D führt zur Aufgabe des Kinderwunsches

Emma habe ich nur zweimal im Abstand von einer Woche gesehen. Sie hat mich sehr beschäftigt, mir eine Nacht den Schlaf geraubt, aber ihre psychotherapeutische Arbeit in kurzer Zeit gemeistert.

Die 44-jährige vitale Frau beginnt ihr erstes Gespräch mit dem Satz: »Ich bin ein medizinisches Wunder, weil meine Mutter eine geteilte Gebärmutter hat, ich aber im größeren Teil gewachsen bin!« Das habe der Arzt vom Kinderwunschzentrum gesagt und sie deswegen zu mir geschickt.

Emmas Vater verließ die Familie, als sie zwei Jahre alt war. Sie sei ein Einzelkind. Im gleichen Satz fügt sie hinzu, dass ihr Vater zwei Söhne habe, der eine zehn Jahre älter und der andere zehn Jahre jünger als sie. Die Mutter habe den älteren Sohn adoptiert. Emma habe ihn aber nicht bewusst erlebt. Der Vater, ein Luftikus und Frauenheld, habe sich nur »unzuverlässig und wankelmütig« um sie gekümmert. Er habe sich in Spanien ein Haus gebaut, sei in finanziellen Nöten und wolle ständig Geld von ihr haben, sei seelisch aber unerreichbar. Emmas Leben ist von ihrer Mutter »dominiert«. Diese sei in ihrer Familie gefangen. Die ganze Verwandtschaft lebte in einem Haus und dem dazugehörigen Laden. »Ich bin im Laden groß geworden«, sagt sie, »der Laden und ich waren Mutters Leben«. Die Mutter leide an Depressionen, sie sei sogar selbstmordgefährdet gewesen.

Nach dieser Vorgeschichte erzählt Emma mir von ihrem unerfüllten Kinderwunsch, obwohl sie doch noch nie verhütet habe. Nun sei sie endlich »dort« angekommen. Beim Sex könne sie nicht abschalten, sie habe keinen Orgasmus. Ihre erste Ehe sei nach fünf Jahren geschieden worden, sie hätten nicht zusammengepasst. Sieben Jahre später habe sie sich mit ihrem ehemaligen Schwiegervater befreundet, zu dem sie sich bereits während ihrer Ehe immer mehr hingezogen gefühlt hatte und der sich inzwischen von seiner Frau getrennt hatte. Seit drei Jahren sei sie mit ihm verheiratet und glücklich mit ihm. Zu ihrer Hochzeit sei keiner aus der Verwandtschaft gekommen. Ihr Ex-Mann habe warnend zu ihr gesagt: »Dein Schicksal möchte ich nicht teilen!«

Emma schließt die erste Sitzung mit der Mitteilung, dass die geplante künstliche Befruchtung, eine IVF, genau einen Monat später stattfinden solle. Der Reproduktionsarzt habe den Termin bereits festgesetzt.

In diesem Moment fühle ich mich schockiert, verwirrt, als ob ein Angriff auf mein Denkvermögen stattgefunden hat. Die Patientin nennt mir das baldige Datum mit sachlich-sicherer Stimme und geht keine Diskussion mit mir darüber ein. Ein Gedankenkarussell eröffnet sich in mir: Wie konnte der Gynäkologe einem solchen von mir in der Gegenübertragung empfundenen »Inzest«-Kind einfach zustimmen? Wie konnte der Gynäkologe unter diesen Umständen einer IVF zustimmen? Was soll ich in dieser kurzen Zeit mit der Patientin tun? Wie kann sie ein Kind mit ihrem ehemaligen Schwiegervater wollen und warum will sie es sogar erzwingen? Spielt mein ethisches Bewusstsein hier eine Rolle? In mir fühlte ich etwas Unheimliches.

Freud bezieht das Unheimliche auch auf das Versteckte und Verborgengehaltene, jedoch auf etwas zuvor schon Erlebtes. Es ist, als ob das Erleben des Unheimlichen eine Art von Dialektik zwischen Erinnerung und Vergessen darstellt – im konkreten Fall die Erinnerung und das Vergessen der Beziehung zu ihrem zweiten Ehemann mit der angeheirateten »verwandtschaftlichen« Beziehung zu ihrem Ex-Schwiegervater. In diesem Moment beginne ich zu handeln und gebe ihr meine CD mit dem Mutter-Embryo-Dialog mit, damit sie eine Vorstellung davon entwickeln kann, wie sich eine Schwangerschaft anfühlt, und wie eine innere Vorbereitung aussehen könnte. Sie geht und lässt mich aufgewühlt, voller Zweifel über meine Handlung, zurück. Ich fühle mich, als hätte ich ein Tabu gebrochen. Obwohl ich beim Nachdenken verstehe, dass sie wohl alle diese bedrohlichen Gefühle bei mir deponieren will, kann ich die Nacht vor unserem zweiten Termin nur schlecht schlafen. Wie soll ich ihr begegnen, welche innere Haltung bei unserem nächsten Treffen einnehmen?

Bei ihrem zweiten Besuch in meiner Praxis ist Emma völlig verwandelt. Ihre aktive, fordernde Erregung ist einer nach innen gekehrten, traurigen, nachdenklichen Stimmung gewichen. Sie beginnt sofort über den Mutter-Embryo-Dialog zu erzählen. Nachdem sie die CD, die eine Anleitung dafür gibt, mit der Gebärmutter und dem künftigen Kind liebevoll einladend und zärtlich zu sprechen, zweimal hintereinander hörte, hatte sie in den drei darauffolgenden Nächten drei

Träume. In der ersten Traumnacht besitzt sie ein weißes, geschecktes Pferd, das »abhaute«. Fremde Leute brachten es zurück. Doch immer wieder hatte es den »Abhaueffekt«. In der nächsten Nacht sah sie eine Frau – vom Äußeren erkennbar eine Hexe – in ihrem Bett sitzen und sie hexenmäßig und hämisch anstarren. In der dritten Nacht, der Nacht vor unserer zweiten Sitzung, war sie im Traum in eine weiße Wolke wie aus Federn gehüllt, die um sie herumtanzten, was sie extrem anspannte.

Ich verstehe ihre Träume folgendermaßen: Im ersten Traum begegnet sie in dem Pferd ihrem Vater wieder und erlebt, wie er wieder »abhaut«, flüchtet; obwohl fremde Leute ihn zurückbringen, kann sie ihn nicht halten. Sie kann ihn also nicht für sich haben. Im zweiten Traum erscheint ihr ihre Mutter wie eine Hexe im Bett, die ihr wohl mit ihrem hämischen Grinsen sagen will, dass sie kein Kind haben kann, sondern es verlieren wird. Den dritten Traum verstehe ich als Synthese der beiden vorherigen Träume. Emma wird umgeben von einer Wolke beunruhigender, ambiguöser Federn, die sehr flüchtig sind.

Nach der Auseinandersetzung mit dem Mutter-Embryo-Dialog und den drei Träumen hat Emma sich innerlich entschieden, dass sie kein Kind bekommen kann. In ihrem Inneren spürt sie: Ihr Vater will es nicht, ihre Mutter erlaubt es nicht – und ihr Exmann, der Sohn ihres jetzigen Ehemanns und damit ihres ehemaligen Schwiegervaters, hat seinen Vater durch ihre neue Heirat für immer verloren. Sie hat ihm damit seinen Vater gestohlen.

Sie schildert mir bedrückt, was ihr zu den drei Träumen, die sie sehr belasten, eingefallen ist. Als erster Einfall zu den Träumen taucht ihr um ein Jahr älterer Bruder auf, eine Totgeburt, der nicht genügend Raum zum Wachsen gehabt habe, weil er im Gegensatz zu ihr im kleineren Teil der Gebärmutter lag. Als Nächstes fällt Emma ein, dass ihre Mutter bei ihrer Schwangerschaft viel liegen musste und nach ihrer Geburt an einer Schwangerschaftsdepression litt und stets geweint habe. Etwa ab ihrem 30. Lebensjahr hatte Emma das Gefühl, ein Kind haben zu sollen. Vielleicht sei das aber gar nicht ihr eigener innerster Wunsch gewesen, sondern eher der ihrer Mutter. »Aus mir strahlt ja zu viel Negatives heraus.«

»Wenn man gar nichts weitergeben kann …«, sagt sie und verliert sich in diesem angefangenen Satz. Immer sei sie in Hetze, wolle sich gar nicht mit sich beschäftigen. Das sei für sie negativ, sie verdränge lieber. Sie beginnt zu weinen. Sie komme abends nicht zur Ruhe: »Das Kind ist dann nur Beschäftigungstherapie, das Kind hilft auch nichts!« Mit ihrem ersten Mann habe es auch nicht geklappt, ihr Körper stoße das Kind ab. Ihr jetziger Mann brauche eigentlich kein Kind mehr, vielleicht brauche auch sie keins. Die weiße ambiguöse Wolke wird wieder spürbar: Bei der Hochzeit mit dem Schwiegervater habe niemand gratuliert. »Meine Uhr tickt«, sagt sie, mit 44 werde es schwierig, aber mit Gewalt sei es noch schwieriger. »Man ist doch keine Maschine! Es hat ja auch nie funktioniert, da muss ja irgendwie ein Problem sein.« Dann kommt sie wieder auf ihr transgenerationelles Trauma zu sprechen und holt weiter aus: »Meine mütterliche Großmutter hatte nach Mutters Geburt eine Embolie. Meine Mutter wurde nach ihrer Geburt drei Wochen im dunklen Krankenhausflur abgestellt und von einer Amme gestillt. Und nach meiner Geburt wurde sie depressiv.«

Zu ihrer heutigen Situation erklärt Emma, sie fühle sich sehr wohl in der Natur mit ihren Tieren – drei Katzen, einem Hund und Schafen. Sie beginne sich gedanklich mit einem Verzicht auf ein Kind zu beschäftigen: »Das Gefühl, es nicht zu tun, ist befreiend! Dann kann ich mal wieder lachen und bin keine verschrumpelte alte Jungfer!« Zehn Jahre habe sie sich mit dem Gedanken an ein Kind nur oberflächlich beschäftigt, darüber ist sie jetzt etwas entsetzt. Dann meint sie: »Ich bin ein bisschen wie mein Vater, aber bin ich auch wie meine Mutter, die so hohe moralische Ansprüche hat.«

Erst nach diesen Ausführungen erfahre ich von Emma, dass sie schon einige erfolglose hormonelle Stimulationen hinter sich hat. Eigentlich wisse sie nicht, wovon sie damals getrieben worden sei. In ihrer Kindheit sei nichts normal gewesen, sie habe kein positives Erlebnis gehabt, kein Vorbild. Mutter zu werden, passe eigentlich gar nicht in ihren Plan. Mit energischer Stimme stellt Emma fest: »Also nicht!« Nach einer Pause folgt der Satz: »Ich fühle mich gut!« Dennoch sei es traurig, »jahrelang auf etwas hinzuarbeiten und es dann zu lassen«. Sogar die schönen Urlaube seien Mittel zum Zweck gewesen. »Die fruchtbaren Tage wurden abgezählt, am Leben vorbei gelebt.« Neben dem Beruf habe sie immer das andere Ziel vor Augen gehabt!« Mit beiden Männern sei das so gewesen. Nun könne sie aufatmen und fühle sich freier: »Eigentlich fehlt mir nichts!«

Zum Abschluss der Stunde weint Emma noch über ihren Vater, der sich nicht für sie interessiert, sondern nur Geld von ihr will, und ein wenig weint sie über ihre Mutter, für deren Glück sie sich ständig verpflichtet fühlt. Wir sind beide erschöpft und erleichtert als wir uns verabschieden und ein weiteres Gespräch vereinbaren.

Emma sagte dieses Gespräch ab. Etwas später erfuhr ich durch den Gynäkologen im Kinderwunschzentrum, dass sie auch die Behandlungstermine abgesagt hat.

Zwischen Emma und mir gab es einen unbewussten, nonverbalen Dialog. Ohne Nachdenken gab ich ihr die CD über den Mutter-Embryo-Dialog mit nach Hause. Im Nachhinein war ich darüber erschrocken. Aber meine spontane Handlung brachte für sie eine Lösung, eine klare Antwort auf ihre Lebensfrage nach eigenen Kindern, mit der sie sich bereits 14 Jahre lang beschäftigt hatte. Nach den drei wichtigen bedrohlichen Träumen ist ihr bewusst geworden, dass sie keine Kraft für ein Kind hat. Sie erkannte auch, dass sie mit ihrer zweiten Ehe etwas Konfliktträchtiges getan hat und damit auch das Leben ihres ersten Mannes beschädigt hat. Dafür übernahm sie nun die Verantwortung.

Emmas Vorgeschichte ist entbehrungsreich, besonders im Hinblick auf ihre gefährdete pränatale Zeit im Leib einer Mutter, die angefüllt ist von ängstlicher Sorge, das zweite Kind möge nicht in ihr sterben wie das erste. Auch in der Zeit nach ihrer Geburt litt sie durch die postnatale Depression ihrer Mutter Mangel. Emma räumt selbst abschließend ein, kein positives Erlebnis mit der Mutter und kein mütterliches Vorbild gehabt zu haben. Auf der CD konnte Emma die Zärtlichkeit und mütterliche Liebe, die aus den Worten der Zwiesprache von Mutter und künftigem Kind spricht, nicht ertragen. Meiner Überzeugung nach brauchte sie für ihre wichtige Entscheidung eine Frau, die ihr mit dem Mutter-Embryo-Dialog die Erlaubnis gab, ein Kind zu bekommen. Erst danach konnte sie ihre eigene Entscheidung fällen, auf ein Kind zu verzichten.

Nachwort

Allen meinen Patientinnen, die sich mir anvertraut und mir Einblick gegeben haben in ihre Entwicklung von Weiblichkeit und Mütterlichkeit, bin ich von Herzen dankbar. Sie sind die Grundlage meiner Erkenntnisse und tragen dazu bei, nachfolgenden Frauen mit ähnlichen Schwierigkeiten – insbesondere auf dem Gebiet der medizinisch assistierten Befruchtung – den Weg zu einem eigenen Kind zu erleichtern. Vielleicht können wir durch diese Frauen auch einen Schritt bei der Humanisierung der technischen Reproduktion vorankommen.

Zutiefst dankbar bin ich meiner psychoanalytischen Lehrerin Prof. Yolanda Gampel aus Tel Aviv, die mich schon vor nahezu 30 Jahren in meinen Ideen zur Psychosomatik der Sterilität unterstützt hat. Mein besonderer Dank gilt auch Prof. Dr. Ludwig Janus, der mir mit seinem großen Wissen, seinen vielen Schriften, seinem langjährigen Kampf für die Etablierung der pränatalen Dimension in der Psychoanalyse und seiner unendlichen Geduld helfend beiseite stand. Dr. Friedrich Gagsteiger vom Kinderwunschzentrum Ulm danke ich für die vielfältigen Anregungen und Diskussionen der hier aufgeworfenen Fragestellungen sowie für seine besondere Sensibilität und Fähigkeit, die Belastung der bei ihm Hilfe suchenden Frauen zu spüren und sie auf die Notwendigkeit psychotherapeutischer Unterstützung hinzuweisen.

Viele der betroffenen Frauen benötigen zunächst therapeutische Hilfe, um zu verstehen, warum die Seele bis dahin »Nein« zu ihrem Kinderwunsch gesagt hat.

Die in diesem Buch zusammengetragenen Gedanken beschäftigen mich seit vielen Jahren bei meiner Arbeit. Vieles von dem, was heute – vor allem durch die Erkenntnisse der Epigenetik – untermauert werden kann, war für mich schon früh durch die praktische Erfahrung mit meinen Patientinnen sichtbar. Frauen, die vorher mehrere Fehlschläge bei spontanen oder medizinisch assistierten

Schwangerschaften hinnehmen mussten, wurden Mutter, nachdem sie durch die therapeutische Begleitung und Anleitung einen liebevollen Kontakt zu ihrem Körper und zu ihrem zukünftigen Kind von Anfang an herstellen konnten. Diese Frauen haben sich auf ein Kind vorbereitet und bezüglich einer Schwangerschaft ihre Gene entsprechend epigenetisch positiv moduliert. Wenn zu viel Anspannung, Kummer oder Widerstände spürbar sind, entscheiden ihre Epigene sich negativ für das biologische Prinzip »Selbsterhaltung geht vor Arterhaltung« und verhindern eher eine Schwangerschaft, die zu gefährlich und kräftezehrend für die Frau werden könnte. Die Epigene schützen das Überleben.

Den Mutter-Embryo-Dialog halte ich aber nicht längst nicht mehr nur für eine Methode, die Chancen für eine Schwangerschaft zu erhöhen, sondern ebenfalls für einen präventiven und therapeutischen Beitrag zur seelischen und körperlichen Gesundheit des Menschen. Er kann damit auch eine der »innovativen, präventiven und eingreifenden Strategien« sein, die Bea van den Bergh für die pränatale Zeit fordert. Es sollte allen Föten gegeben werden, von guten mütterlichen Gedanken und Worten »beschrieben« zu werden.

Mit unserem Bemühen können wir als Therapeuten bei dieser Einstimmung positiv unterstützend mitwirken, damit mehr Liebe, Zuversicht und Vertrauen auf die Waage der widersprüchlichen Gefühle geworfen werden. Saint-Exupéry formulierte es so genial: Wenn Du ein Schiff bauen willst, dann rufe nicht die Menschen zusammen, um Holz zu sammeln, Aufgaben zu verteilen und die Arbeit einzuteilen, sondern lehre sie die Sehnsucht nach dem großen, weiten Meer.

Literatur

Achache, H. & Revel, A. (2006). Endometrial receptivity markers, the journey to successful embryo implantation. *Human Reproduction Update, 12*(6), 731–746.

Aisenstein, M. (1993). Psychosomatic solution or somatic outcome: The man from Burma. *Int J Psychoanal, 74*, 371–382.

Alizade, A.M. (2014). *Weibliche Sinnlichkeit.* Frankfurt a.M.: Brandes & Apsel.

Allen, C. (2009a). Discovery of fertility fingerprints could answer IVF questions. Denis Campbell and agencies. guardian.co.uk, 1. July 2009.

Allen, C. (2009b). Blood Tests for IVF Success. Science Interviews. The Naked Scientists: Science Radio & Science Podcasts, July 2009. www.thenakedscientists.com/HTML/content/interviews (02.03.2010).

Apfel, R.J. & Keylor, R.G. (2002). *Psychoanalysis and Infertility – Myths and Realities. Int J Psycho-Anal, 83*, 85–104.

Aron, L. (2005). On the Unique Contribution of the Interpersonal Approach to Interaction: A Discussion of Stephen A. Mitchell's »Ideas of Interaction In Psychoanalysis«. *Contemp. Psychoanal., 41*, 21–34.

Asimakis, J. (2014). Weibliche Unfruchtbarkeit aus psychoanalytischer Sicht: Ein historisch-theoretischer Überblick von Freud bis zur Gegenwart. *Psychotherapie Forum, 19*, 75–82. DOI: 10.1007/s00729-014-0012-5

Auhagen-Stephanos, U. (1982). Kasuistischer Beitrag zur Diskussion psychosomatischer Zusammenhänge bei Hyperprolaktinämie. *Gynäkologe, 15*, 198–201.

Auhagen-Stephanos, U. (1998). Psychoanalytische Behandlung von Frauen mit unerfülltem Kinderwunsch. *Jb Psychoanal, 40*, 169–193.

Auhagen-Stephanos, U. (2000). Psychosomatik der Unfruchtbarkeit. *Forum Psychoanal, 16*, 297–314.

Auhagen-Stephanos, U. (2001). Wenn die Seele nein sagt und der Leib sich weigert. Die negative therapeutische Reaktion in der Reproduktionsmedizin. In U. Mayr (Hrsg.), *Wenn Therapien nicht helfen* (S. 229–255). Stuttgart: Klett-Cotta.

Auhagen-Stephanos, U. (2005a). Frauen mit unerfülltem Kinderwunsch zwischen Psychoanalyse und Reproduktionstechnik. *Psyche – Z Psychoanal, 59*, 34–54.

Auhagen-Stephanos, U. (2005b). Analytically Accompanied in vitro fertilization – An Antidote to Trauma. Vortrag auf der 35. JPA-Tagung in Rio, Brasilien.

Auhagen-Stephanos, U. (2007) [1990]. *Wenn die Seele Nein sagt. Unfruchtbarkeit – Deutung, Hoffnung, Hilfe.* München: Goldmann.

Auhagen-Stephanos, U. (2008). Der psychoanalytische Blick auf natürliche Fortpflanzung und technische Reproduktion. In G. Herzog-Schröder, F.-T. Gottwald & V. Walterspiel (Hrsg.), *Fruchtbarkeit unter Kontrolle?* (S. 249–278). Frankfurt a. M., New York: Campus.

Auhagen-Stephanos, U. (2009a). *Damit mein Baby bleibt. Zwiesprache mit dem Embryo von Anfang an.* München: Kösel.

Auhagen-Stephanos, U. (2009b). Die Bindung beginnt vor der Zeugung – Frauen in der Reproduktionsmedizin. In H. Levend & L. Janus (Hrsg.), *Bindung beginnt vor der Geburt* (S. 100–112). Heidelberg: Mattes Verlag.

Auhagen-Stephanos, U. (2012). *Mutter-Embryo-Dialog. Das Hörbuch für Frauen mit Kinderwunsch und werdende Mütter.* Heidelberg: Mattes Verlag. [Hörbuch]

Auhagen-Stephanos, U. (2013). Psychosomatische Aspekte bei der medizinisch assistierten Befruchtung. *Die pränatale Dimension in der psychosomatischen Medizin, 36*(IV), Nr. 134, S. 65–72.

Auhagen-Stephanos, U. (2014). Mutter-Embryo-Dialog. In K. Evertz, L. Janus & R. Linder (Hrsg.), *Lehrbuch der Pränatalen Psychologie* (S. 143–166). Heidelberg: Mattes Verlag.

Auhagen-Stephanos, U. (2015a). Mütter auf dem Weg der künstlichen Befruchtung. Woher willst Du wissen, was Gottes Wille ist? *Analytische Kinder- und Jugendlichen-Psychotherapie (AKJP), XLVI*(164), 1/2015, 87–105.

Auhagen-Stephanos, U. (2015b). Mutter-Embryo-Dialog. Willkommen in meinem Bauch. *Deutsche Hebammen Zeitschrift 2/2015*, 38–42.

Aulagnier, P. (1975). *The violence of interpretation.* Philadelphia: Brunner.

Babcock, D.F., Wandernoth, P. & Wennemuth, G. (2014). Episodic rolling and transient attachments create diversity in sperm swimming behaviors. *BMC Biology 2014, 12:67.* DOI: 10.1186/s12915-014-0067-3

Baldur-Felskov, B., Kjaer, S.K., Albieri, V., Steding-Jessen, M., Kjaer, T., Johansen, C., Dalton, S.O. & Jensen, A. (2013). Psychiatric disorders in women with fertility problems: results from a large Danish register-based cohort study. *Hum Repro, 28*(3), 683–90.

Barker, D. (2009). Media Spotlight: Fetal Growth and Adult Heart Disease. Journal Watch. http://pediatrics.jwatch.org/cgi/content/full/s008/109/1 (21.04.2009).

Berger, M. (1997). Elternschaft und kindliche Entwicklung nach durch IVF-erfülltem Kinderwunsch. Schlussbericht für das Bundesministerium für Bildung, Forschung, Wissenschaft und Technologie.

Bernard, A. (2014). *Kinder machen. Neue Reproduktionstechnologien und die Ordnung der Familie. Samenspender, Leihmütter, Künstliche Befruchtung.* Frankfurt a. M.: Fischer.

Bion, W. (1974) [1973]. *Bion's Brazilian Lectures: 1.* Sao Paulo, Rio de Janeiro: Imago.

Bion, W. (1975) [1974]. *Bion's Brazilian Lectures: 2.* Sao Paulo. Rio de Janeiro: Imago.

Bion, W. (1978). *Cinquenta Seminàrios Clìnicos de Wilfred Bion. Gravacao: Jansy Berndt de Souza Mello. Seminarios 1–25.* Übers. v. Joanna Wilheim. Sao Paolo.

Bion, W. (1979). *The dawn of oblivion.* London: Clunie Press.

Bion, W. (1991). *A Memoir of the Future.* London, New York: Karnac Books.

Bollas, C. (2005) [1987]. *Der Schatten des Objekts. Das ungedachte Bekannte: Zur Psychoanalyse der frühen Entwicklung.* Stuttgart: Klett-Cotta.

Bowlby, J. (1982). *Attachment and loss. Vol. 1.* London: The Hogarth Press.

Brockhaus-Enzyklopädie (2006). Band 19. Leipzig, Mannheim: Brockhaus.

Buchholz, M. & Gödde, G. (2013). Balance, Rhythmus Resonanz. *Psyche 67*(9/10), 844–880.

Chamberlain, D. (2009). Woran Babys sich erinnern. Vortrag auf der ISPPM-Tagung, Heidelberg, 25.09.2009.

Derrida, J. (2007). *Von der Gastfreundschaft*. Wien: Passagen Verlag.

Dieffenbacher, C. (2016). Stress lässt nach: Vorgeburtliche Belastungen können Schutz beim Baby fördern. Pressemitteilung Universität Basel, 13.05.2016. idw-online.de/de/news651254 (17.01.2017).

Dittrich, K. (2009). Psychoanalytische Implikationen der Reproduktionsmedizin – eine Theoretische und klinische Studie. Vortrag am Institut für Psychoanalyse und Psychotherapie Gießen.

Dor, F. (2014). *Why? The Mythological Life*. Eden House.

D'Orta M (1999). *Wie die Kinder zur Welt kommen. Neue Schulaufsätze neopolitanischer Kinder über Liebe und Sex*. Zürich: Diogenes.

Eissler, K.R. (1953). The Effect of the Structure of the Ego on Psychoanalytic Technique. *J Amer Psychoanal Assn, 1*, 103–143.

Eliacheff, C. (1997). *Das Kind, das eine Katze sein wollte: Psychoanalytische Arbeit mit Säuglingen und Kindern*. München: dtv.

Evertz, K. (2014). Lebensbogen – Kontinuität zwischen Zeugung und Tod. Kunstpsychotherapie und Pränatale Psychologie. In K. Evertz, L. Janus & R. Linder (Hrsg.), Lehrbuch der Pränatalen Psychologie (S. 479–501). Heidelberg: Mattes Verlag.

Evertz, K., Janus, L. & Linder, R. (Hrsg.). (2014). *Lehrbuch der Pränatalen Psychologie*, Heidelberg: Mattes Verlag.

Ferenczi, S. (2004). *Schriften zur Psychoanalyse II*. Gießen: Psychosozial-Verlag.

Freud, S. (1908d). Die »kulturelle« Sexualmoral und die moderne Nervosität. *GW VII*, S. 141–167.

Freud, S. (1915). Einige Charaktertypen aus der Psychoanalytischen Arbeit. *GW X*, S. 364–391.

Freud, S. (1923b). Das Ich und das Es. *GW XIII*, S. 234–289.

Freud, S. (1926d). Hemmung, Symptom und Angst, *GW XIV*, S. 111–205.

Freud, S. (1930). Das Unbehagen in der Kultur. *GW XIV*, S. 419–506.

Freud, S. (1940). Abriß der Psychoanalyse: Die Entwicklung der Sexualfunktion. *GW XVII*, S. 74–86.

Freud, S. (1944). Vorlesungen zur Einführung in die Psychoanalyse: Das menschliche Sexualleben. *GW XI*, S. 313–350.

Freud, S. & Jung, C.G. (1976). *Briefwechsel*. Zürich: Bücherclub Ex Libris.

Gampel, Y. (2006). *Kinder der Shoah. Die transgenerationelle Weitergabe seelischer Zerstörung*. Gießen: Psychosozial-Verlag.

Golombok, S. (1998). New families, old values: Considerations regarding the welfare of child. *Human Reproduction, 13*(9), 104–109.

Golombok, S., Callum, M. & Godman, S. (2001). The »best tube« generation: Parent-child relationships an psychological well beeing of IVF children at adolescence. *Child Development, 72*(2), 599–608.

Goodman, E., MacCallum, F. & Golombok, S. (1998). Follow-up studies on the psychological consequences of successful IVF treatment. *Biomedical Ethics, 3*, 40–43.

Green, A. (1996). Has Sexuality Anything to do with Psychoanalysis? *Int J Psych-Anal, 76*, 871–883.

Green, A.: (1997). Opening Remarks to a Discussion of Sexuality in Contemporary Psychoanalysis. *Int J Psycho-Anal, 78*, S. 345–350.

Greenly, H. (2016). *The End of Sex and the Future of Human Reproduction*. Cambridge (MA): Harvard University Press.

Grössing, G. (1994). Der Uterus-Himmel als Vor-Bild zur Naturforschung. *Int J Prenatal and Perinatal Psychology and Medicine, 6*(2), 15–335.

Hidas, G. & Raffai, J. (2006). *Nabelschnur der Seele. Psychoanalytisch orientierte Förderung der vorgeburtlichen Bindung zwischen Mutter und Baby*. Gießen: Psychosozial-Verlag.

Hildebrand, S. (2015). Gesunde Schwangerschaft und Geburt: balancierte Elternschaft als Grundlage. *Die Hebamme, 28*, 248–252.

Hildebrand, S. (2016). Folgen früher Belastungen für die spätere psychosoziale Entwicklung – Die »Konstanzer Gewalt-Studie«. In S. Hildebrandt, H. Blazy, J. Schacht & W. Bott (Hrsg.), *Ich spüre, also bin ich* (S. 85–88). Heidelberg: Mattes Verlag.

Jamme, C. (1991). *Einführung in die Philosophie des Mythos.* Darmstadt: Wiss. Buchgesellschaft.

Janov, A. (2012). *Vorgeburtliches Bewusstsein. Das geheime Drehbuch, das unser Leben bestimmt.* Berlin. München: Scorpio.

Janus, L. &. Linder, R. (2014). Methodische Ebenen in der Pränatalen Psychologie. In K. Evertz, L. Janus & R. Linder (Hrsg.), *Lehrbuch der Pränatalen Psychologie* (S. 12–15). Heidelberg: Mattes Verlag.

Jonas, H. (1986). Leben – Ethik – Recht. In H. Däubler-Gmelin & W. Adlerstein (Hrsg.), *Menschengerecht. Arbeitswelt – Genforschung – Neue Technik – Lebensformen – Staatsgewalt* (S. 53–65). Heidelberg: C.F. Müller.

Karr-Morse, R. & Wiley, M.S. (2013). *Sich krank fürchten.* Paderborn: Junfermann Verlag.

Kohut, H. (1973). *Narzissmus.* Frankfurt a.M.: Suhrkamp.

Kreutzer-Bohn, B. (2016). »Wie zu mir und meinem Baby finden, wenn ich so außer mir bin«. Begegnung im triangulären, vorgeburtlichen Beziehungsraum und der Versuch, eine öffnende und berührende Sprache zu finden. In H. Blazy, H. (Hrsg.), *»Der Neuland Seefahrer beginnt die Reise«. Darstellung neuer Erfahrungen aus der Bindungsanalyse* (S. 90–104). Heidelberg: Mattes-Verlag.

Laing, R.D. (1976). *Facts of Life.* London: Penguin Books.

Leikert, S. (2016). Das kinästhetische Unbewusste in der psychoanalytischen Arbeit – Die Methode der freien Körperassoziation. Vortrag auf der DPV-Frühjahrstagung in Stuttgart am 11. März 2016.

Levend, H. & Janus, L. (2011). *Bindung beginnt vor der Geburt.* Heidelberg: Mattes Verlag.

Lévinas, E. (1993). *Totalität und Unendlichkeit.* Freiburg, München: Karl Alber.

Levine, H.B. (2014). Die nichtfarbige Leinwand: Repräsentation, therapeutisches Handeln und die Bildung der Psyche. *Psyche – Z Psychoanal, 68*, 787–819.

Levitas, E., Parmet, A., Lunenfeld, E., Bentov, Y., Burstein, E., Friger, M. & Potashnik, G. (2006). Impact of hypnosis during embryo transfer on the outcome of in vitro fertilization-embryo transfer: a case-control study. *Fertility and Sterility, 85*, 1404–1408.

Lipton, B.H. (2009). *Intelligente Zellen. Wie Erfahrungen unsere Gene steuern.* Burgrain: KOHA-Verlag.

Lorca, G. (1972). Yerma. In: *Die Dramatischen Dichtungen* (S. 285–335). Frankfurt a.M.: Insel Verlag.

Ludwig, A.K., Krapp, M., Kreiselmaier, P., Eiben B. & Ludwig, M. (2011). Schwangerschaften nach assistierter Reproduktion. *Frauenarzt, 52*(1), 52–59

Lynch, C.D., Sundaram, R., Maisog, J.M., Sweeney, A.M. & Buck Louis, G.M. (2014). Preconception stress increases the risk of infertility: results from a couple-based prospective cohort study – the LIFE study. *Human Reproduction, 29*(5), 1067–1075, DOI:10.1093/humrep/deu032

Maio, G. (2013). Wenn die Technik die Vorstellung bestellbarer Kinder weckt. In G. Maio, T. Eichinger & C. Bozzaro (Hrsg.), *Kinderwunsch und Reproduktionsmedizin. Ethische Herausforderungen der technischen Fortpflanzung* (S. 11–37). Freiburg: Verlag Karl Alber.

Mieli, P. (1996). Some reflections on Medically Assisted Reproduction. English version of the paper »Verde: note sulle implicazioni attuali della riproduzione assistita«. In M. Fiumanó (Hrsg.), *La maternitá tra tecnica e desiderio* (S. 257–276). Milano: Edizioni La Tartaruga.

Milden, R. (1989). Infertility and the New Reproducting Technologies. In J. Offerman-Zuckerberg (Hrsg.), *Gender in transition: A new frontier* (S. 163–171). New York: Plenum Press.

Mitchell, S.A. (1997). *Influence and Autonomy in Psychoanalysis*. Hillsdale (NJ): The Analytic Press.

Moser, C. (2016). Der blaue Mond der Depression: ein psychoanalytischer Beitrag theoretischer und klinischer Konzeptualisierung der postpartalen Depression. Dissertation der Philosophie der Universität Kassel.

Neumann, E. (1989). *Die Große Mutter*. Olten: Walter.

Nissen B. (2014). Das Symbol als Vermittler zwischen innerer und äußerer Realität. In DPV (Hrsg.), *Psychoanalytisches Arbeiten – innerer und äußerer Rahmen. Arbeitstagung der Deutschen Psychoanalytischen Vereinigung. Bad Homburg, 20. bis 23. November 2013* (S. 447–445). Gießen: Psychosozial-Verlag.

Pines, D. (1990a). Pregnancy, Miscarriage and Abortion. A Psychosomatic Perspective. *Int J Psycho-Anal, 71*, 301–307. [Dt.: Schwangerschaft, Fehlgeburt und Abtreibung: eine psychoanalytische Perspektive. *Zeitschr. f. psychoanal. Theorie und Praxis, V*, 4–1990, 311–321].

Pines, D. (1990b). Emotional Aspects of Infertility and its Remedies. *Int J Psycho-Anal, 71*, 5561–568.

Quagliata, E. (2006). Study of a Painful Paradox: Brief Psychotherapeutic Work with Pregnant Women with a History of Miscarriages. Vortrag auf der Jahrestagung der VAKJP in Berlin vom 10. bis 12. November 2006.

Raffai, J. (2015). *Gesammelte Aufsätze. Entwicklung der Bindungsanalyse*. Hrsg. v. H. Blazy. Heidelberg: Mattes Verlag.

Rank, O. (2006) [1926]. *Technik der Psychoanalyse, Bde. 1–3*. Gießen: Psychosozial-Verlag.

Rank, O. (2007). *Das Trauma der Geburt und seine Bedeutung für die Psychoanalyse*. Gießen: Psychosozial-Verlag.

Renggli, F. (2001). *Der Ursprung der Angst. Antike Mythen und das Trauma der Geburt*. Düsseldorf, Zürich: Walter Verlag.

Scharff, J. (2014). Persönlicher Brief.

Scherrer, U., Rimondi, S. Rexhaje, E. & Stuber, T. (2012). Systemic and Pulmonary Vascular Dysfunction in Children Conceived by Assisted Reproductive Technologies. *Circulation, 125*, 1890-1896.

Schubert, C. (2011). *Psychoneuroimmunologie und Psychotherapie*. Stuttgart: Schattauer.

Schwab, M. (2009). Intrauterine Programmierung von Störungen der Hirnfunktion im späteren Leben. *Gynäkol Geburtshilfliche Rundsch, 49*, 13–28. DOI: 10.1159/ooo184442

Segal, H. (1990) [1957]. Bemerkungen zur Symbolbildung. In E. Bott-Spillius (Hrsg.), *M. Klein heute. Bd. 1: Theorie* (S. 202–224). München, Wien: Verlag Internationale Psychoanalyse.

Silver, L.M. (1998). *Das geklonte Paradies. Künstliche Zeugung und Lebensdesign im neuen Jahrtausend*. München: Droemer.

Sparer, E. (2010). The French Model at work: Indication and the Jean Favreau Centre for Consultation and Treatment. *Int J Psycho-Anal, 91*, 1179–1199.

Spork, P. (2010). *Der zweite Code*. Reinbek bei Hamburg: Rowohlt.

Stern, D. N. et al. (2012). *Veränderungsprozesse: Ein integratives Paradigma*. Frankfurt a.M.: Brandes und Apsel.

Svahn, M.F., Hargreave, H., Nielsen, T.S.S., Plessen, K.J., Jensen, S.M., Kjaer, S.K. & Jensen, A. (2015). Mental disorders in childhood and young adulthood among children born to women with fertility problems. *Human Reproduction, 30*(9), 2129–37. DOI: 10.1093/humrep/dev172.

Szejer, M. (2000). *Platz für Anne. Die Arbeit einer Psychoanalytikerin mit Neugeborenen*. München: Verlag Antje Kunstmann.

Tepe, P. (2001). *Mythos und Literatur*. Würzburg: Königshausen & Neumann.

Terry, K. (2004). *Observations in Treatment of Children Conceived by In Vitro Fertilisation.* In L. Janus (Hrsg.), Pränatale Psychologie und Psychotherapie (S. 107–116). Heidelberg: Mattes Verlag.

Terry, K. (2014). *Vom Schreien zum Schmusen, vom Weinen zur Wonne. Babys verstehen und heilen.* Wien: Axel Jentzsch Verlag.

Tort, M. (1992). *Le désir froid. procreation artificielle et le crise des repères symboliques.* Paris: Éditions la découverte.

Tronick, E. (2007). The development of rapport. *Psychological Inq, 1,* 322–323.

Türcke, C. (2009). Dankrede zur Verleihung des Sigmund-Freud-Kulturpreises. Ein Seitenweg zu Freud. In DPV (Hrsg.), *Psychoanalyse, Kultur, Gesellschaft. DPV-Herbsttagung 2009* [Bad Homburg, 18. bis 21. November 2009] (S. 24–29). Gießen: Psychosozial-Verlag.

Türcke, C. (2010). *Erregte Gesellschaft. Philosophie der Sensation.* München: C.H. Beck.

Vacquin, M. (1999). *Main basse sur les vivants.* Paris: Fayard.

Van den Bergh, B. (2011). Developmental programming of early brain and behaviour development and mental Health: a conceptual framework. *Developmental Medicine and Child Neurology, 3* (Suppl. 4), 19–23.

Van den Bergh, B.R.H., Mulde, E.J.H., Mennes, M. & Glover, V. (2005). Review Antenatal maternal anxiety and stress and the neurobehavioural development of the fetus and child: links and possible mechanisms. A review. *Neuroscience and Biobehavioral Reviews, 29,* 237–258.

Van der Wal, J. (2012). Interview über die Embryologie und ihre Bedeutung für die Osteopathie. *Osteopathische Medizin, 12*(2), 13–17.

Van Stegeren, A.H., Wolf, O.T. & Kindt, M. (2008). Salivary alpha amylase and cortisol responses to different stress tasks: impact of sex. *Int J Psychophysiol, 69,* 33–40.

Verdult, R. (2014). Pränatale Bindungsentwicklung – Auf dem Weg zu einer pränatalen Entwicklungspsychologie. In K. Evertz, L. Janus & R. Linder (Hrsg.), *Lehrbuch der Pränatalen Psychologie* (S. 205–231). Heidelberg: Mattes Verlag.

Verny, T.R. (2002). *Pre-Parenting: Nurturing Your Child from Conception.* New York: Simon & Schuster. [Dt. 2003: Das Baby von morgen. Frankfurt a.M.: Zweitausendeins].

Verny, T.R. (2014). The Pre- and Perinatal Origins of Childhood and Adult Diseases and Personality Disorders. In K. Evertz, L. Janus & R. Linder (Hrsg.), *Lehrbuch der Pränatalen Psychologie. Heidelberg* (S. 50–69). Mattes Verlag.

Volz-Boers, U. (2013). *Psychoanalyse prä-und perinataler Erfahrung.* Vortrag bei dem Kongress der International Psychoanalytic Association am 2.8.2013 in Prag.

Von Wolff, M., Germeyer, A. & Nawroth, F. (2015). Anlage einer Fetilitätsreserve bei nichtmedizinischen Indikationen. *Deutsches Ärzteblatt, 112*(3), 27–31.

Weidinder-von der Recke, B. (2015). Kinderlose Menschen trauern – anders. *Leidfaden,* Heft 3, 32–34.

Wiesing, U. (2015). Die Moderne schlägt zu. taz am Wochenende, 11./12. April 2015.

Wilheim J. (1995). *Unterwegs zur Geburt. Eine Brücke zwischen dem Biologischen und dem Psychischen.* Heidelberg: Mattes Verlag.

Yao, Y., Robinson, A.M., Zuccihi, F., Robbins, J.C., Babanko, O., Kovalchuk, O., Kovalchuk, I., Olson, D. & Metz, G. (2014). Ancestral exposure to stress epigenetically programs preterm birth risk and adverse maternal and newborn outcomes. *BMC Medicine, 2014, 12:121.* DOI: 10.1186/s12916-014-0121-6

Mechthild Deyringer

Bindung durch Berührung

Schmetterlingsmassage für Eltern und Babys / Mit CD

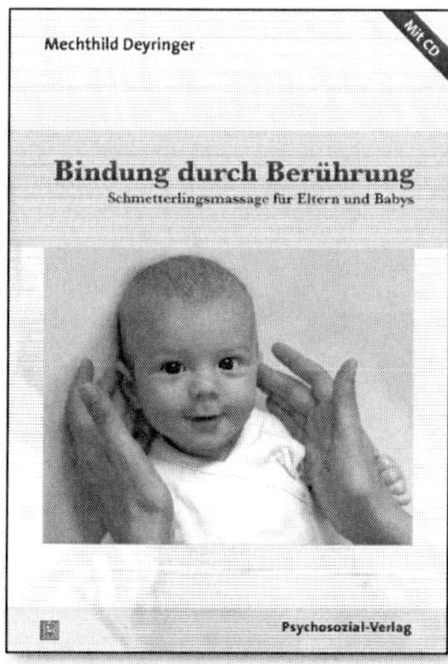

Oktober 2016 · 279 Seiten · Broschur
ISBN 978-3-8379-2652-1

Wie können wir körperliche Berührung nutzen, um in zwischenmenschlichen Beziehungen Verständnis und Zusammenhalt zu stärken, und wie kann Berührung innerhalb der Familie zu einer sicheren Bindung beitragen? Wie kann Körperkontakt für Eltern, Babys und größere Kinder zu einer Quelle von Nähe und Kommunikation werden? Und wie können Eltern lernen, die Grenzen ihrer Kinder rechtzeitig zu erkennen und respektvoll zu wahren, auch wenn diese noch nicht sprechen können?

Dieses Praxisbuch *Bindung durch Berührung®* wendet sich an Eltern und professionelle BegleiterInnen. Mechthild Deyringer beschreibt in einfachen Worten, wie liebevolle Berührung und der innere Dialog mit dem intuitiven Wissen unseres Körpers genutzt werden können, um die Anfänge der frühen Bindung zwischen Eltern und Kindern gezielt zu unterstützen.

Die Begleit-CD enthält einfache Handlungsanweisungen für die Durchführung der Massage und Musik.

Dirk Beckedorf, Franz Müller

Von der Resonanz zur Bindung

Förderung von Wahrnehmung und Bindung durch die Systemische Hörtherapie

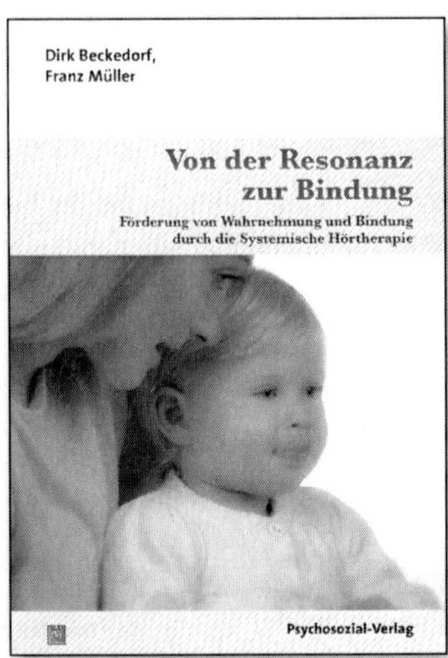

November 2016 · 321 Seiten · Broschur
ISBN 978-3-8379-2616-3

Wieso verändert das Hören von Mozart-Sinfonien die Öffnungs- und Bindungsbereitschaft eines Kindes? Und warum lassen Mozart-Klänge einen Säugling zur Ruhe kommen und ihn seinen Körper besser spüren? Wie erreichen Hören und Zuhören das Herz des Menschen? Dirk Beckedorf und Franz Müller legen systematisch und verständlich die psychosomatischen Grundlagen des menschlichen Hörens sowie die Geschichte, Anwendungsgebiete und Praxis der Systemischen Hörtherapie dar. Dabei sprechen sie Fachleute und Laien gleichermaßen an.

Die Stärke des Buches liegt darin, dass es Brücken schafft. So gelingt es den Autoren, das Thema des menschlichen Hörens in die Diskussionen der modernen Bindungs- und Gehirnforschung einzubetten. Durch diesen interdisziplinären Ansatz erfährt die Betrachtung des Ohres und der daran gebundenen Hörfunktionen eine ungeahnte Aktualität. In der vorliegenden Neuausgabe wurde die Regulation des Hörsinns durch das Autonome Nervensystem im Hinblick auf die Polyvagaltheorie von S. Porges überarbeitet. Die damit beschriebene »polyvagale Theorie des Hörens« ist besonders für alle mit dem Hörsinn arbeitenden wie auch im Bereich der Traumatherapie wirkenden Menschen relevant.